|サイコ・クリティーク|
Psycho Critique 3

# やさしい発達障害論

Takaoka Ken
高岡 健

批評社

# はしがき

『夜中に犬に起こった奇妙な事件』という、イギリスで出版された、ミステリー仕立ての児童書があります。この本の主人公であるクリストファー少年は、アスペルガー症候群という発達障害の一種を有しているため、表情を通じて相手の気持ちを読み取ることができません。代わりに、論理と推理によって答えを見つけることは得意です。

著者のマーク・ハッドンは、自閉症者とともに働いた経験をもつライターだそうです。イギリスの新聞に自閉症に関する記事が載るときには、必ずといっていいほど、この本のタイトルが引かれています。それほどまでに、有名な児童書（後に大人向けの本としても刊行されたといいますが）なのでしょう。

私の勤務していた大学でも、高校時代に英語の勉強のつもりで、たまたまこの本を買って読んでみたら、とても興味深かったと話す医学生がいました。また、翻訳が、早川書房の「ハリネズミの本箱」シリーズの一冊として出ていますから、日本でも読まれたかたが少なくないのかもしれません。

ミステリー仕立ての本ですので、この本のストーリーを紹介することは、慎んだほうがいいでしょう。ここでは、クリストファー少年が「世界じゅうの国の名前と首都の名前とそれから七五〇七までの素数もぜんぶ知っている」こと、そのためか、この本の章を表す数字には素数が用いられていることを紹介するだけに、今はとどめておくことにします。

それにしても、アスペルガー症候群を有する少年を主人公とする本が、それほどまでに愛読されている理由は、どこにあるのでしょうか。

『夜中に犬に起こった奇妙な事件』は、児童書そのものとしてすぐれた作品ですから、単に発達障害の啓発といった皮相な読まれかたゆえに受け入れられているとは、とても考えられません。そうではなく、ミステリー仕立ての形式に組み込まれた論理の叙述に、なぜか微笑ましさが含まれているからだと思います。一例を引用してみましょう。

「そのとき二匹のネズミが見えた。それは黒かった、なぜかというと体じゅう泥でおおわれていたからだ。ぼくはいいなと思った、なぜかというとネズミはどんな種類でも好きだから」。

一つひとつに理由が付されています。そして、その理由が、どこかピントが少しずれているようで、可笑しいのです。多少とも経験をお持ちの読者であれば、それらはアスペルガー症候群を有する人と付き合ったときに生じる「感じ」にほかならないことが、思いだされるでしょう。その「感じ」こそが、愛読される根拠の、重要な一部分を構成しているのです。

右に述べた「感じ」とは、言い換えるなら、アスペルガー症候群をもつ人たちが形づくる、文化の反映です。文化は文明とは異なるものです。文明が無意味と断じても、文化は価値を増殖させるものですから。だから、文化が内包されていない文明は、限りなく味気ないものになるでしょう。

文明を豊かにするものが文化です。そして、文化は異なった人間相互を架橋することによって、はじめて登場が可能になります。もし、それが発達障害を有する人とそうでない人との間の架橋を意味するものであるなら、その前提としての相互理解が、すべての出発点です。ここに本書『やさしい発達障害論』を上梓する目的と意義があります。

昨今は、「発達強迫」あるいは「コミュニケーション強迫」とでもいうべき動向が、一部で猛威をふるい始めています。苦手さの克服のみが正しく、空気を読むことだけが善であるかのような風潮です。こうした風潮に支配された文明は、必ず文化を喪失させる結果に終わるでしょう。

だから、本書は、多くの発達指南書とは、一線を画しています。とはいえ、さまざまな「専門的」経験の蓄積を、頭から否定するものではありません。利用できるところは利用する。私も「専門家」の傍流につながる者である以上、それは当然です。

ぜひ、最後までお読みください。

やさしい発達障害論

# *目次

# 第一部
# やさしい発達障害論

# 1 発達障害という言葉

発達障害という言葉は、いつごろから使われはじめたのでしょうか。

アメリカにおける一九七〇年の法律からだ、と言う人が多いようです。この年に成立した法律が、知的障害（知的発達症）および関連する神経疾患（脳性マヒやてんかん）を、発達障害と呼びはじめたのです。

その後、発達障害の範囲は拡大し、自閉症、難読症《ディスレキシア》、その他の身体疾患までをも含むようになりました。

つづいて、一九八四年に改正された法律は、発達障害を、次のように定義しています。
A　重い慢性の機能障害が、精神または身体の障害によって起こっていること。
B　二二歳までに発症すること。
C　それがずっと続くこと。
D　以下のうち、三つ以上の領域で大きな制限があること。①セルフケア、②言葉、③学

習、④移動、⑤自己管理、⑥独立した生活能力、⑦経済的自給。

E　ケア・治療・サービスへのニーズがあること。

その後、二〇〇〇年に改正された法律でも、この定義はかわりませんでした。そればかりか、支援の目的は自己決定の促進であると明記され、重度の発達障害を持つ人でも自己決定ができると定められたのです。

こうしてみると、発達障害という言葉は、医学の言葉というよりも、福祉政策と不可分の、サポートのための言葉だということがわかります。ここが、見逃してはならない重要な点です。

もちろん、何でもアメリカの真似をすればいいという風潮を、私は好みません。また、この言葉に似合う福祉政策が、アメリカで実現しているかどうかにも疑問があります。それでも、サポートのための言葉には意義があるし、こういう言葉が成立するためには、一九六〇年代から続くアメリカの人権運動が、背景にあっただろうことも想像に難くありません。

もう一つ、見逃してはならない点があります。それは、発達障害という概念が、知的障害の概念を下敷きにして成立しているということです。そのことを、以下に説明しておこうと思います。

ふるくから、知的障害は、知能という軸だけではなく、社会適応のためのサポートという軸を加味して定義されてきました。知能が低いだけでは知的障害ではありません。同時に社会適応のためのさまざまなサポートが必要だと考えられるとき、はじめて知的障害と診断されるということです。

今日、軸の数はさらに拡大し、知能・適応行動・社会参加・健康・情況の五つから、知的障害は定義されようとしています（米国精神遅滞協会『知的障害——定義、分類および支援体系』日本知的障害福祉連盟）。ちなみに、情況とは、本人や家族、近隣や地域社会、そして国家や政治までをも含むものです。こういう、二軸ないし多軸的定義が、さきに述べた発達障害の定義に影響を与えているのです。

ところで、少し昔のアメリカ精神医学会のマニュアルＤＳＭ‐Ⅲ‐Ｒにも、発達障害という言葉が用いられていました。そして、そこでいう発達障害には、知的障害、広汎性発達障害、特異的発達障害が含まれていたのです。

改訂版のＤＳＭ‐Ⅳになると、発達障害という上位概念は本文からは消えてしまいます。しかし、索引には残っていて、前にあげた三つがそのまま記されています。このように、医学マニュアルにおいてさえ、発達障害の代表は知的障害だと考えられているのです。

ですから、私たちは、まず知的障害について、考えを整理していく必要があります。

# 2 知的障害の概念が不要だった時代

今日であれば知的障害に相当する人たちは、昔からいたに違いありません。ただ、そのようには概念化されていなかっただけです。

たまたま手元にある本から、「阿呆吉」と呼ばれた男を、例に引いてみます。

阿呆吉は、袷衣《あわせ》一枚で、しわだらけの帯を犬の尾のように、だらりと下げていました。いつもこういう服装で、街路をあてもなく歩くのです。笑われはするが、憎まれはしません。

「甘いものをやろうか」という人たちがいるから、食べ物に不自由はありません。何の技能もない阿呆吉ですが、街路に瓦の破片があったときは、必ず下駄で蹴って溝に落としていきます。理由を尋ねられると、「人がつまずくと悪いからなあ」とだけ答えるのでした。

これは、橋川文三の『昭和維新試論』（ちくま学芸文庫）という本にのっているエピソードです。橋川は、「ここに描かれているような人物は、昔はどこの町や村にも大抵《たいてい》一人、二人はいたものである」と、書いています。そして、「なんとなく懐かしさがよみがえってくるような人物」と述べたあと、阿呆吉にイエス・キリストの面影を求めた、渥美勝という人物について論じるのです。

これ以上、橋川の維新論に深入りすることは避けて、ここでは次のことがらだけを指摘しておくことにします。

第一に、このエピソードは大昔の話ではありません。たぶん大正時代の実話です。第二に、阿呆吉は、生産に従事しているわけではありませんが、誰からも排斥されていません。阿呆吉のような知的障害者は、イエス・キリストの面影を重ねあわされるかどうかまではともかくとしても、日本社会の中で愛される存在だったことは間違いないことがわかります。日本以外の国でも、事情は同じでした。『「精神薄弱」の誕生と変貌』（J・W・トレント・Jr、学苑社）という本には、ワーズワースの詩が引用されています。病気の隣人のために、真夜中に医師を迎えにやらされる、知的障害児のジェニーをうたった詩です。ジェニーは道に迷い、医師のところへたどりつけません。しかし、彼は普段と何も変わらず、見つけ出されたときも、「鶏がトゥフー、トゥフーと鳴いて、太陽が冷たく輝いた」と、のんきに答えるだけでした。

ワーズワースによると、ジョニーのような知的障害児は、自然と最も調和している人であり、人間の本性を測る最良の物差しなのだということになります。国木田独歩に影響を与えたことでも知られるワーズワースは、フランス革命にあこがれて二度にわたり渡仏し、そのあと恐怖政治に幻滅して、故郷のイングランド湖水地方へもどった田園詩人です。そのワーズワースをして、「自然と最も調和した人」と言わしめたのだから、ジョニーら知的障害児は、最大級の賛辞をさずけられたことになります。

私は、ことさら知的障害児・者を美化しようとしているわけではありません。洋の東西を問わず、それほど遠くない昔には、知的障害という概念が不要だったことを、確認したいだけです。笑われはするが憎まれず、自然と調和した人として、彼らは存在したのだと思います。

このような「まなざし」は、完全に消え去ったわけではありません。私たちの祖父母や親の時代には、いや現在でさえも、阿呆吉やジョニーに対するのと同じ「まなざし」は、細々とではあれ残っています。ただ、それを上回る別の「まなざし」が、大きくなっていっただけなのです。

それでは、大きくなった「まなざし」とは何か。また、その「まなざし」は、いつ、どうして大きくなっていったのでしょうか。

# 3　知的障害への「まなざし」

知的障害者をめぐる「まなざし」の変遷を、先進国の場合についてみてみます。

知的障害という概念が形成されていく第一段階は、一八九〇年代から一九一〇年代にかけてだと、私は思っています。工業化と階級社会の成立によって特徴づけられる時代です。この時代は、労働力と非労働力を区別することを求めた時代です。知的障害者もまた、重症と軽症との間に境界線が引かれ、重症者は社会の外へ排除されることになったのです。

それにともなって、当時の言葉でいう「精神薄弱」の家系研究が行なわれ、知能検査が開発されました。また、「いわゆる犯罪人型は精神薄弱の一型」、「精神薄弱は非行の最大の単一原因」といった、今からみると荒唐無稽な言説さえもが生まれました。その結果、非労働力として位置づけられた知的障害者は、隔離され収容されたのです。いわば、分類・収容の時代にほかなりません。

第二段階への変化は、一九五〇年代から一九七〇年代にかけて生じました。高度化する産業社会と戦後の強力な国家は、他方で社会矛盾の露呈と人権思想の出現をもたらしました。この時代に、中等症の知的障害に対する関心が高まりました。

彼らを治療する目的で、染色体・代謝研究がはじまり、薬物・食餌療法が導入されました。いわば、研究・治療の時代です。同時に、J・F・ケネディの大統領教書は、「隔離から地域へ」という考え方のもと、精神障害者とともに知的障害者を州立病院から解放しました。しかし、彼らに対する地域での支援は、不十分なままでした。

一九九〇年代から現在にかけてが、第三段階です。この時代は、冷戦後の複雑化する社会と個人の権利の高まりによって特徴づけられます。これにともない、軽症の知的障害も着目されるようになってきました。

遺伝子研究と合併症治療への関心と同時に、インクルージョンやノーマライゼーションが、知的障害者をめぐっても語られるようになりました。前者は、単に障害者を健常者の中に入れることではなく、障害の有無にかかわらず全ての人を学校・職場・地域に包みこむことを指します。後者は、障害者を正常化するのではなく、社会を正常化することを意味します。ちなみに、このような動向の推進力の一つは、知的障害者の権利をめぐる訴訟でした。

日本ではどうだったのでしょうか。

第一段階の日本は、近代化・工業化を目的としてきました。この時代に知能検査が輸入されましたが、近代化の遅れのために、当時の先端科学としての知能よりも、旧い「変質」概念が重視されていました。第二段階は、敗戦から高度成長への過程です。このころの知的障害者は、一部で薬物治験の対象とされつつも、大部分は非労働力として病院や刑務所へ隔離され続けていました。第三段階は、バブル経済崩壊後の、個人と社会との関係が問われる今の時代です。このときに噴出した学級崩壊と少年犯罪の散発は、知的障害を伴わない発達障害と軽症の知的障害を、従来の知的障害から分離する「まなざし」を生んでいます。

こうしてみると、排除から解放を経て参加へという大きな世界史的流れを、日本は周回遅れでたどっていることがわかります。それと同時に、知的障害を伴わない発達障害および軽症の知的障害への着目という点では、奇妙な先進性を形づくっています。

私見では、このような後進性と先進性の同居は、新自由主義の日本への輸入と関係して生じた現象ということになります。新自由主義は、政府による福祉的支援を限りなく小さくし、自己責任を求める政治経済思想です。そこでは、かつての知的障害者は諦めを強いられ、新しく注目された軽症者や知的障害をもたない発達障害者は、「自立」に向かって駆り立てられることになります。

私たちは、社会が知的障害に対してもたらす「まなざし」の変遷をたどってきましたが、それは、かつての知的障害に対してもっていた優しさが、消えていく過程を物語っています。

# 4 知的障害の精神医学——i

知的障害をめぐる、精神医学の現状はどうなっているのでしょうか。

日本における関心は、一部を除いて高いとはいえません。ただ、日本以外の動向までをも合わせて眺めると、以下のような輪郭を描くことはできます。

まず、知的障害を、生理群と病理群にわける考え方が、ふるくから採用されていました。前者は、原因がはっきりしない知的障害で、その程度は一般に比較的軽い。後者は、出生時の脳内出血や遺伝性疾患など、原因が明らかな知的障害で、重度の場合が多いと考えられてきました。この考え方に基づいて、精神医学的関与は、もっぱら病理群の原因究明に向けられてきたのです。ただし、原因の予防や治療が可能でない場合には、生理群と同様、医学的には事実上、放置されていたといっても過言ではありません。

このような状況は今日、わずかではあれ変化しつつあります。さまざまな遺伝性の症候群に関する研究が進むにつれて、それぞれの疾患の特徴が、より詳しい形でわかるようになったからです。

たとえば、プラダー・ウィリー症候群という、過食や肥満を呈する疾患があります。この症候群を有する人は、短期記憶の能力には劣っていても、長期記憶には強い。加えて、視覚情報の処理にすぐれ、しばしばジグソーパズルを得意とします。また、ダウン症候群という名前はよく知られていますが、この場合も耳からの情報処理能力は低いものの、目からの情報を処理することは、一般に得意です。

こういう特徴を支援者が知っておけば、たとえ疾患の発生を予防したり治療することはできなくとも、より適切に関わることはできます。

ところで、生理群と病理群にわける考え方（「二グループ」アプローチ）は、多因子アプローチに取ってかわられつつあります。原因が明らかでないのに重度のこともあれば、その逆もあるからです。つまり、両群を区別することは、必ずしも容易ではないという理由によっているのです。

多因子とは、以下の四つです。第一に、すでに述べたような、出生時の脳内出血や遺伝性疾患などの、生物学的因子です。第二に、貧困などの社会的因子です。第三に、親の薬物使用や虐待などの行動的因子です。第四に、不適切な育児や不適切な障害児教育サービスなどの教育的因子です。

多因子アプローチに関する、アメリカ精神遅滞協会の説明は、次のとおりです。このアプローチは、「二グループ」アプローチにかわるものであり、知的障害を有する人々の約半数は、二つ以上の因子を持っています。そして、知的障害は、しばしば二つ以上の因子の、足し算または掛け算の影響を反映しています。たとえば、同じ生物学的要因を有する人でも、他の因子の結果として、しばしば機能に大きな差があります。

そうであるなら、すでに記したような疾患の特徴に沿った支援も、たとえば育児支援や障害児教育サービスといった、他の因子についての配慮があってはじめて、有効になることがわかります。また、逆にいえば、育児支援や障害児教育サービスが効果をもたらすためには、疾患の生物学的特徴の理解が、役立つことになります。

このあたりが、ささやかではあっても、知的障害の精神医学が実効性を発揮しうる、一つの領域だろうと思います。同時に、精神医学単独では実効性を発揮しにくいという意味では、一つの限界でもあるといえるでしょう。

# 5 知的障害の精神医学――ii

知的障害をめぐる精神医学の現状について、もう少し続けてみます。

知的障害には、とりわけ思春期以降になると、さまざまな精神症状や精神疾患の併存が認められるようになります。ここが、精神医学が実効性を発揮しうる、もう一つの領域です。

代表的な場合をあげてみることにします。

第一に、うつ病や躁病などの気分障害があります。気分障害は、人が自分自身との折り合いに悩むときに、発症する疾患です。ですから、その人の生き方を、ほんの少しでいいから変えていくことができるかどうかが、最も大切な視点になります。

うつ病では、気分が沈み、興味が湧かず、しばしば自死を考えるようになります。知的障害に伴ううつ病は、軽症遅滞ないし中等症遅滞の場合に認められやすいといわれています。その根拠としては、重度の知的障害者に比べ、自らの限界に気づき悩みやすいことが指摘されています。

なお、知的障害者のうつ病においては、さきに記した各症状が、行動の形をとりやすいことが知られています。たとえば、「気分が沈む」と訴えるかわりに、無表情になります。興味が湧かないと、閉じこもりがちになります。そして、死についての断片的会話が出現します。治療としては、抗うつ薬の投与にとどまらず、十分な休養と、自殺を実行しないという約束が不可欠になります。

躁病の場合も同じです。高揚気分は、過活動・多弁・興奮などの形をとって出現しやすいことを知らないと、見逃してしまいます。躁病のあとには必ずうつ病がやってきますから、繰り返しを軽くするために、気分安定薬を用います。

第二に、統合失調症があります。統合失調症は、人が集団との折り合いに悩むときに、発症する疾患です。ですから、その人と集団との関係を、調整しなくてはなりません。

知的障害に伴う統合失調症は、昔は接枝分裂病と呼ばれてきました。しかし、知的障害者に固有の症状があるわけではないですから、この名称は不適当です。知的障害者においても、そうでない場合と同様に、幻覚・妄想・滅裂思考などが出現します。これらの症状に対しては、種々の抗精神病薬が有効です。幻覚や妄想が軽くなった後は、デイケアや共同作業所などを利用した、社会復帰支援が重要になります。

付記しますと、後の章で述べる自閉症の症状や、ストレスと関係して生じる急性一過性精神病を、統合失調症と誤診している場合がありますから、注意が必要です。

第三に、まとまった形の精神疾患とはいえないものの、さまざまな行動上の症状が出現します。行動障害という言い方もしますが、医学用語として定着しているわけではありません。たとえば、異食症といって、金属・土・紙などを食べ続けることがあります。また、常同性運動障害という、身体を揺すり続けたり、物をくるくる回す現象もみられます。頭を壁に打ちつけたり、自分の目を突くといった、常同的自傷行為もあります。

これらは、不適切な環境下で認められ、環境が適切になると消失することが多く、また、あまりにも暇なときに出現することが少なくありません。ですから、環境やスケジュールの調整が最も重要になりますが、補助的に抗精神病薬を処方したほうがいいこともあります。

このほか、しばしば知的障害には、他のさまざまな発達障害が合併します。たとえば、自閉スペクトラム症や、注意欠如多動症といったものです。それらについては、これからの章を参照していただきたいと思います。

# 6 コミュニティケアの利用

4章で、精神医学の限界について触れました。限界が明らかである以上、いかにコミュニティケアを利用しやすくするかが、重要です。

ふるくから、日本の障害福祉は、措置といって、行政がサービスの利用決定を行なっていました。その後、支援費制度への転換によって、福祉サービスは、利用者の選択と決定に基づいて、事業者との契約によって行なわれることとなりました。この転換は、画期的であったと、私は思っていました。

ところが、福祉予算のお金が足りなくなったため、支援費制度は、早々と打ち切られ、障害者自立支援法が二〇〇五年一〇月に成立しました。この法律は、障害福祉サービスの利用者負担を増大させるという意味で、悪法だとの認識が広がり、現在、一部が改正され、障害者総合支援法になっています。

障害者総合支援法は、あらゆる障害者に影響を及ぼす法律です。ただ、あまりにも混み入っているため、恥ずかしながら、私は自ら考えることを放棄し、信頼できる同僚たちが論点を抽出し、批判の論陣を張っていく過程を、ただ見守るだけでした。

混み入っているからという理由ばかりではなく、本当はどういったサービス制度が描かれるべきなのかという原則的な視点を、私は持ち合わせていませんでした。そのため、細部に分け入れば分け入るほど、では、どうすればいいのかという自問にとらわれ、わけがわからなくなっていったのです。

そういうとき、ある集まりでお会いした、「リソースセンターいなっふ」の岡部耕典氏から、著書（『障害者自立支援法とケアの自律』明石書店）を送っていただきました。その本を読み進めるにつれて、なるほどこういうことかという理解が、私の中にも少しずつ高まってきました。

この分野に明るい方たちには、おそらく常識なのでしょうが、障害福祉の利用者は、ケアサービスの消費者であるだけでなく、ケアラー（ケアを提供する者）の雇用者なのです。それは、パーソナルアシスタンスとよばれ、通常のヘルプサービスとは、区別されています。また、そのときのお金の流れは、サービス利用者に対し、ケアラーを雇用するための現金を給付する、ダイレクトペイメントが、基本になります。

岡部氏の本には、カリフォルニア州における、発達障害者のための、PC-IPP（本人中心の個別プログラム計画）の紹介があります。ＰＣ‐ＩＰＰは、「どこで誰と住むか、誰と交際するか、自分の時間をどう過ごすか、どんな仕事をするか、および、その他の日常生活の場面で、選択する機会を提供」するものです。

そこで、カリフォルニア州発達障害局による、『障害者福祉実践マニュアル』（明石書店）を読んでみました。そこには、障害者自身が書き込む、絵入りの様式が、収載されています。たぶん、字が書けない人は、口述筆記をしてもらうのでしょう。

たとえば、「この人たちは、私にとって、大切な人たちなので、私の将来計画ミーティングに参加してもらいたいと思っています：」という文のあとに空欄が設けられていて、書き入れるようになっています。また、「私にとって、理想の仕事は……（どうしてですか）」「私にとって、理想の住まいは……（どうしてですか）」という文もあります。さらには、「これだけのお金が必要です。そして、そのお金はここから来ます：」と記されたものもあります。もし、サービスに不満があるなら、決定に対して申し立てを行なうことができます。理解できないときは、権利擁護者に手伝ってもらいます。

本人中心のプランは、利用者の主観的な選好ではありません。それは、主観的基準と客観的基準の中間の道であるといわれています。カリフォルニアで実際にどこまで普及しているのか知りませんが、日本のコミュニティケアにとって、指針となる方法ではないでしょうか。

# 7 自閉症概念のはじまり

ここまでは、主に知的障害について述べてきました。ところで、自閉症は、知的障害から分岐してできた概念です。この点に関しては、別の本（『自閉症論の原点』雲母書房）で、詳しく記したことがありますので、要点のみをあげてみます。

児童精神医学の創始者ともいうべきL・カナー（L. Kanner）は、知的障害者を当初、社会に脅威を与える人として位置づけていました。その後、カナーは、知的障害者＝有用説へと転じました。ただし、それは、「綿花摘み」「牡蠣《かき》の殻剝き」「ゴミ集め」などの、単純な労働に従事できるという理由からで、その意味では時代的限界に規定された考え方でした。しかし、たとえ時代的限界に規定されていたとしても、そのようにいいうる社会経済的基盤は、アメリカの軍需景気によって用意されていたという事実を、見逃してはなりません。

誤解を恐れずにいうなら、カナーの関心は、社会的に有用な人間と、そうでない人間を峻別するところにありました。そこへ、「利発そうな顔立ち」の子どもたちが連れてこられました。子どもたちの親は、上流－中流階級の出身でした。

カナーは、それらの子どもたちと親を守ろうとしました。だからこそ、「驚くべき語彙」「ずばぬけた記憶力」をもつ子どもたちを前にして、「どれだけ知的障害とみられても、彼らすべてが良い潜在的認知能力をもっていることは疑いない」と断じたのです。こうして、カナーの一九四三年の論文「情緒的接触の自閉的障害」が誕生しました。

カナーは、ナチス・ドイツの影から逃れるように、アメリカへ渡ってきた医師でしたから、知的障害者たちが施設へ収容されている現実を、座視するには忍びなかったにちがいありません。そのため、まず、知的障害者＝有用説によって、彼らを助けようとしました。そして、つぎに、知的障害者の一群から「良い潜在的能力をもっている」と考えられる一群を抽出し、解放しようとしました。それが、自閉症概念のはじまりだったのです。

一方、イギリスでは、少しだけ事情が違っていました。

第二次大戦後のイギリスでは、障害児を、「教育の対象」と「教育の対象外」に分けていました。そして、その境界は、知能指数によって区切られていました。このため、上流－中流階級の親たちにとっては、わが子を「教育の対象外」である知的障害児から切り離して「教育の対象」とすることが、喫緊の課題でした。このような背景があって、イギリスにおける自閉症研究は出発したのです。

イギリスの研究者は、ミドルセックス州で調査を行ないました。そして、知能指数が五五以上の自閉症児が五三名いて、彼らは教育可能であると結論づけたのです。また、知能指数が五五以下の自閉症児は七三名であり、彼らも特殊教育に向くかも知れないと示唆しました。このような研究を可能にしたのは、炭鉱労働者の指導者をして「貧困はなくなった」といわしめるほどの、戦後イギリスにおける豊かな社会の出現でした。

こうしてみると、アメリカでもイギリスでも、好景気を背景にした上流 - 中流階級のニーズが、自閉症概念の確立と研究を駆動してきたことがわかります。ただし、それは、知的障害と自閉症との間に分断線を引く危険性も、同時にはらんでいたのです。

日本の場合はどうだったのでしょうか。

好景気と中流階級の興隆は、一九六〇年代の高度成長期を通過することにより、はじめてもたらされることになりました。しかし、続く一九七〇年代になっても、自閉症児の多くは、その頃に開設された自閉症児施設と、義務化された養護学校で処遇されるばかりでした。それは、身体障害者と精神障害者が、大量生産を旨とする高度成長社会に適応できないからという理由で、施設や病院に閉じ込められた軌跡から、周回遅れての閉じ込めだったということができます。

# 8 自閉スペクトラム症

知的障害から自閉症が分岐して三〇数年がたった頃、イギリスとアメリカでは、自閉症概念の拡大がもたらされようとしていました。拡大された概念は、知的障害ではない一般人口の中から主に抽出されたものです。それは、後に自閉スペクトラム症（広汎性発達障害）と呼ばれるようになりました。

そのさきがけは、イギリスのL・ウィング（L. Wing）による、アスペルガー症候群の提唱です。彼女は、アスペルガー症候群を、自閉スペクトラム症の一つとして位置づけました。自閉スペクトラム症とは、以下の三つ組の指標を満たす場合に用いられる、診断名です。

第一は、視線が合わない、友人関係を発展させにくい、興味を分かち合えないといった、相互的社会関係における特徴です。第二は、言葉や身振り手振りによる、コミュニケーションが不得手であるという特徴です。第三は、想像力の範囲が狭く深いため、こだわりや変化への抵抗が生じるという特徴です。これらの特徴が揃っていながらも、言葉の数の面で遅れがみられないのが、アスペルガー症候群にほかなりません。
一方、アメリカでは、M・デマイヤー（M. DeMyer）という学者が、高機能自閉症という言葉を用い始めました。高機能自閉症とは、三つ組の特徴があって、しかも知能が平均か平均以上の場合を指す言葉です。

大西洋の東と西で、アスペルガー症候群と高機能自閉症という、よく似た概念が登場したのは、一九八一年でした。では、これらの概念が人々に広く知れ渡っていく一九八〇年代とは、どういう時代だったのでしょうか。

イギリスとアメリカの一九八〇年代は、新しいサービス・技術・専門産業の時代であり、かつての大量生産とは異なる、複雑な社会の到来を告げていました。このような複雑な時代に適応しにくい、一群の人たちがいました。それは、他者の裏をかいてサービスを売り込んだり、言葉巧みに自らをアピールすることができず、また臨機応変に振舞うことが苦手な人々でした。一般人口の中から、彼らをアスペルガー症候群や高機能自閉症と名づけて、抽出していく根拠が、ここにあるわけです。

また、新しい時代は、新自由主義という政治経済思想に規定されていました。イギリスでは、サッチャー首相が、公共支出削減・緊縮財政・国営企業の民営化・所得税の最高税率の引き下げを実施し、サッチャリズムと呼ばれました。アメリカで、レーガン大統領が、規制緩和・投資減税を行ない、レーガノミクスと呼ばれたのと対をなしています。

小さな政府と自己責任論を旗幟に掲げる新自由主義は、人々に対して、国家によるサポートではなく、個人と家族による自助を求めたのです。このために、アスペルガー症候群や高機能自閉症の子どもを、自らサポートする力をもつ上流－中流階級の親たちは、自助努力を開始するしかありませんでした。かつて、知的障害者と自閉症者との間に分断線が引かれたように、いまやアスペルガー症候群ないし高機能自閉症を有する人々と、障害をもたない人々（定型発達者）との間にも、分断線が引かれるようになったのです。

ところで、新自由主義の日本への輸入は、イギリスやアメリカから周回遅れの、ポスト・バブル経済時代に始まりました。格差社会と呼ばれる前の、一億総中流時代の遺産を手に、アスペルガー症候群や高機能自閉症の子どもをもつ日本の親たちは、「専門家」グループを介して、政府に対し援助を要求し始めました。しかし、小さな政府は大きな予算を組もうとするはずもなく、ただ障害という言葉だけが踊る危険性を、誰もが払拭することができないままです。

自閉スペクトラム症をとりまく日本の情況は、今でもそういう厳しさの中に佇んでいるのです。

# 9 自閉スペクトラム症の四つの社会的関係

養護学校で教員をしていた人から、「受動型の自閉症という名前を初めて聞いたが、それはどういうものですか?」と、尋ねられたことがあります。たしかに、自閉スペクトラム症の中でも、「受動型」は、見逃されやすい類型です。

社会的相互関係の障害を、いくつかの類型にわけた人は、イギリスのL・ウィングです。その第一は、孤立型であり、他人が存在しないかのように振舞います。自分の世界にとどまっているようですが、回転させられる遊びや、くすぐられる遊びには愛想がいいのです。

第二が、受動型で、文字通り受身的に振舞います。いわゆる問題行動は最も少ない型ですが、青年期に際立った変化が起こって行動に異常が現れる人もいます。

第三は、積極・奇異型と呼ばれ、他人に近づこうとしますが、一方通行です。思い通りにならないと、攻撃的になることもあります。

これら以外に、第四に、「形式ばった大仰な」型も知られています。この型の人は過度に礼儀正しく、堅苦しく振舞います。逆に、臨機応変さを求められると、うまく対処できずに混乱しやすいといえます。

これらの四類型は、単独で現れるとは限らず、特徴が混じり合うことも少なくありません。また、第一型は比較的知能が低く、発達の遅れが大きい場合が多いといえます。それに対し、第二、第三型となるにつれて、知能や発達の程度は、高い場合が多くなります。そして、第四型は、最も能力が高いグループということになります。

加えて、年齢による移行もみられます。たとえば、孤立型であった人が、長ずるにつれて、受動型や積極・奇異型に移行する場合があります。

「受動型の人も、あえて自閉症と呼ぼうとする意図は、何でしょうか？」という質問も受けました。たしかに、受身の人を、わざわざ自閉症と名づけなくてもいいという疑問は、ありうるかもしれません。

受動型の人も、自閉症の三つ組の特徴を持っているからだという答えだけでは、木で鼻をくくったような説明になってしまいます。そこで、もう少していねいに説明するなら、以下のようになります。

ひと昔前は、「知的障害に伴う自閉傾向」と言っておけば、すむ時代でした。それは、多くの自閉症の人たちが閉じ込められて、施設の中だけで生活させられていた時代でした。そういう時代においては、施設へ収容することだけが目的ですから、知的障害という診断のみで、十分でした。せいぜい、施設の中で手のかかる人を指して、「自閉傾向」と名づければ、それですませられたのです。

ところが、曲がりなりにも施設からコミュニティへという動きが出てくると、そうはいかなくなりました。三つ組の特徴を見出して、それに沿ったサポートを提供しないと、右へも左へも進まない事態に、直面するようになったからです。

それでも、まだ不十分と感じられたとき、さきに述べた類型が役立ちます。サポートの仕組みをつくっていこうとすれば、より細かな特徴に、焦点を当てざるを得ないからです。その場合、理想的には、一人ひとりの特徴を取り出し、一人ひとりに合ったオーダーメイドのサポートを採用すればいいのですが、仕事として行なう場合には、現場スタッフの手がまわっていきません。そこで、いくつかのカテゴリーにまとめた上で、実務に合った方法による、サービスの提供が要請されるようになりました。

そういう目的で広がった類型のうちの一つが、受動型なのです。

# 10 自閉スペクトラム症の原因

自閉スペクトラム症の原因は何かと、尋ねられることがあります。脳の障害だといわれることが多いのですが、誰もそれを根本的に証明した者はいません。また、脳の障害といわれると、これからどんな工夫をして育てようが、結局は同じだと決めつけられているみたいで、寂しいと話す親もいます。

もちろん、親の育て方のせいで自閉スペクトラム症が出現するわけではないですから、そういう意味で脳の障害というのでしたら、あながち間違いとはいえません。そして、脳の障害だという人たちも、子育て支援の重要性を否定することは、決してありません。

ところで、自閉スペクトラム症の原因をめぐる仮説のうち、比較的有名なのは「心の理論」と呼ばれるものです。簡単に言いますと、他人の考えを推測する力が弱いという意味です。そして、推測する力をみるために、いろいろな方法が考え出されています。

たとえば、ある自閉症児の目の前で、マーブルチョコレートを食べ終わったあとの筒形の容器を見せたあと、そのなかに鉛筆を入れて蓋をしておきます。そこで、「向こうから女の子がやってきました、あの子にこれ（蓋をした筒状の容器）を見せると、何が入っていると思うかな？」と尋ねます。もちろん、やってきた女の子は事実を知りませんから、「マーブルチョコレート！」と答えるでしょう。それが正解です。しかし、自閉症児は「鉛筆！」と誤答することが多いのです。

もっとも、正答する自閉症児も少なくありませんから、もっと複雑な問題がつくられるようになりました。しかし、それでも正解する自閉症児がいます。反対に、自閉症児以外でも誤答する場合があることも、わかってきました。たとえば、統合失調症を有する人たちの一部です。こうなると、もはや「心の理論」が自閉症児に固有かどうかさえ、怪しくなります。

ほかの仮説としては、「実行機能」仮説というものがあります。目標に向かって物事を実行できているかを自らがモニターした上で、さらに進行させたりブレーキをかけたりする能力に、弱点があるという仮説です。また、「中心統合」といわれる、情報の細部ではなく全体から、より高度な意味をつくりだす能力が、自閉症児・者では弱いとする仮説もあります。

「心の理論」も含めて、これらの心理学的仮説は、自閉スペクトラム症を有する人たちの心の動きを、その一側面だけとはいえ描き出していると、私は思っています。しかし、これらの仮説が示すものは、はたして原因なのか、むしろ結果に過ぎないのではないかと問われると、私には何とも答えようがありません。

そのために、遺伝子に注目する研究者が増えてきました。たしかに、一人の子どもが自閉症であったなら、その兄弟姉妹が自閉症である確率は高くなりますから、何らかの形で遺伝子が関与していることは、おそらくその通りでしょう。けれども、遺伝子研究の成果は、ときどきセンセーショナルに報道される割には、それほど上がっていません。

ここから先は話半分に読んでいただくしかありませんが、自閉症とは人間存在の原点ではないかというのが、私の勝手な推論です。そうしますと、いわゆる健常者（定型発達者）は、原点から逸れてしまった人間ということになります。もちろん、自閉症者も発達を示しますから、原点にとどまっているわけではなく、多かれ少なかれ、原点からは逸れていきます。それでも、原点の近傍にとどまっている人たちが、自閉症者なのではないかと思えるのです。

このような議論は、机上の空論でしょうか。そうではないと、私は思います。発達することと、発達させることこそがすばらしいという考えは、人間存在の原点からみれば逆立ちしているのではないか。発達するということは、不自由になることにほかならないのではないか。そういう当たり前の考えを手放して発達を唱えるなら、それは苦しみをもたらすだけではないでしょうか。

# 11 自閉スペクトラム症へのサポート——i

自閉スペクトラム症の子どもをもつ親たちから、育児についての質問を受けることがあります。そこで、概括的に説明しておくことにしましょう。

さきに述べた三つ組の一つである、相互的社会関係は、最初は一対一の人間関係から育っていくものです。ですから、大人と子どもとの間で、たくさん遊んでみることが大切です。くすぐったり、「高い高い」などの遊びを、短い時間でいいですから始めて、次第に「やり取り」を伴う遊びや、「ごっこ遊び」ができるようにすることが、当面の目標です。

保育所や幼稚園へ通うようになっても、初めのうちは、加配の保育士や複数の幼稚園教諭がいると、役立つことが多いといえます。一対一の関わりがまだ必要である場合が、少なくないからです。その後、集団の輪に入れるときには、少しずつがいいのです。

まず最低限のルールを、目でみて理解できるように教えます。最低限とは、自分や他人が危険にならないように、という意味です（目でみて理解できるようにという点に関しては、次章で述べます）。続いて、他の子どもと楽しく円滑に遊ぶためには、ルールを守った方がいいことが理解できるように、やはり目でみてわかるように教えます。

小学校に入ると、運動会の練習があります。運動会は、自閉症児にとって、しばしば地獄だといわれています。地獄を強要することには、私は反対です。かといって、単にやめさせるだけではかわいそうだと考える人もいるでしょう。そういうときには、参加の仕方を工夫します。つまり、一斉行動ではない、多様な参加の方法を考案するということです。

言葉の理解については、いつも話しかけながら、育児を行なうのがいいと思います。よく実況放送のアナウンサーに喩えられるのですが、子どもに黙って服を着せるのと、「一番上のボタンを留めますよー」「次は二番目ですよー」と話しかけながら着せるのとでは、圧倒的に後者がいいのです。

言葉を話すことに関しては、必ず返事をしてあげることが肝腎です。子どもが何を言っているのか、うまく聞き取れない場合は、聞こえた通りに繰り返すだけでもいいのです。このことによって、もっと話したいという動機が生まれます。歌や踊りが好きなら、大人が子どもと一緒に声を出して楽しむことも役立ちます。

幼稚園の年少や年中あたりから、言葉の数が急速に増える子どもは少なくありません。そういう場合でも、「どう？」といった漠然とした問いかけや、曖昧な返事は避けるべきです。

反対に、言葉の数が増えない子どももいます。いわゆる有意味語が出てこなくても、サイン言語といって、身振りや手振りでのコミュニケーションは発達していきますから、悲観すべきではありません。

こだわりには、やめさせるべきものと、やめさせる必要のないものとがあります。むしろ、伸ばしてあげたいこだわりもあるのです。

冷静に考えると、どうしても禁止しなくてはならないこだわりは少ないといえます。もし、禁止するなら、それをやめることによる利益が子どもの側にないと、実行が困難です。ですから、代わりに何らかの「ごほうび」を提供するのがいいと思います。

伸ばした方がいいこだわりとは、趣味につながるようなものです。テレビゲームをさせてもいいのかという質問を受けますが、時間を決めて許可するのがいいでしょう。理由は、ゲーム以外の楽しいことや大切なことを行なう時間が、不足しないようにするためです。

ほかにもいろいろありますが、いちばん役に立つのは、親同士の情報です。児童精神科医も、結局は、親や子どもから得た経験を、別の親や子どもにアレンジして伝えているに過ぎません。でも、親同士の情報も児童精神科医からの情報も、すべての子どもに当てはまるものではないので、うまくいかなかったら中止して、別の方法を採用するのは当然です。

# 12 自閉スペクトラム症へのサポート——ii

自閉スペクトラム症の三つ組の特徴についてはさきに述べましたが、三つ組に含まれない特徴もあります。特によく知られていて、かつサポートに際して有用なのが、視覚情報の処理が得意という特徴です。

J・L・サブナーらによる『家庭と地域でできる自閉症とアスペルガー症候群の子どもへの視覚的支援』（明石書店）という本は、薄いけれども、実用的で役立ちます。以下に、この本に記されている内容を、少しだけ抜き出してみます。

視覚的支援とは、難しくいうと、「子どもが、その日の出来事や活動の進行状況に注意を払うことができ、同時に時間枠を理解し、周囲で起きる出来事のつながりを認識しやすくなる道具」ということになります。しかし、そう難しくいわなくても、私たちは日常的に視覚的支援を使っています。カレンダーやテレビガイドや料理本、地図などがそれです。

具体的な例もあげられています。散髪は自閉症児にとって苦手な場合が多いですが、散髪のステップを撮影し、その写真をリングで留めて、車のダッシュボードに入れておく。そして、散髪へ行く途中で、その写真を見直すようにすると、散髪中のパニックがなくなったという例があります。

J・ベイカーらによる『写真で教えるソーシャル・スキル・アルバム』（明石書店）も、とても有用な本です。一部を紹介してみます。

ソーシャル・スキル・アルバムには、いろいろな場面を実演する子どもたちが写っています。たとえば、「会話を終わらせること」というテーマについての写真は、次のようなものです。

一枚目の写真には、帽子を被った男の子が、他の二人の子どもに対して、魚釣りの話をしているシーンがあります。二枚目には、帽子の男の子が次々と魚釣りの話を続ける横で、退屈なために横を向いて、帰りたがっている二人の子どもが写っています。そこで、「誰かと話しているときは、ときどき話をやめて、相手がまだ面白いと思っているかどうか、確かめましょう」というヒントが、与えられるのです。

ただし、注意しなければならない点があります。無理なソーシャル・スキルを押しつけないようにすることです。本人のニーズ（必要なこと）ではなく、大人たちのデマンド（要望）を満たすための指導になってはなりません。「〈親のニーズ〉などという、もっともらしい表現がまかり通っていますから」と、この本の訳者である門眞一郎氏は、やわらかく警告しています。

ここにあげた視覚的支援の本を、何人かに紹介してみたところ、いずれも好評でした。少し昔ですと、ポラロイドカメラで撮った写真にマジックインキで台詞を書き込んでいる人が多かったのですが、いまはデジタルカメラとパソコンがあります。ですから、初めての人でも綺麗にできあがります。そのためか、「作るのに手間がかかる」という苦言よりも、「おもしろくて熱中してしまう」という感想の方が多いのです。もちろん、私のようにパソコンがそれほど得意でない人には、昔ながらの方法でも、十分に役立ちます。

「人を変えることはできない」という、有名な言葉があります。視覚的支援は、人を変えようとしているのではないと、私は思います。そうではなく、自閉スペクトラム症を持った子どもたちが、その子らしく育っていくための、道具を提供しているということだと思います。魚釣りが好きな自閉症児は、その話を誰かに聞いてほしいのです。ですから、次の機会に、よりたくさん聞いてもらえるようにするため、いまは会話を終わらせることが大事なのです。その点を間違えてはいけません。

# 13 自閉スペクトラム症の青年期・成人期

自閉スペクトラム症を有する子どもが青年期や成人期を迎えると、さまざまな精神疾患を合併することがあります。また、子ども時代には自閉スペクトラム症だと気づかれずに過ごしてきた人が、青年期・成人期になって精神疾患のために受診し、そのとき初めて自閉スペクトラム症が基盤にあると、気づかれることもあります。

そのうち、もっとも数が多いのが、気分障害です。このあたりは、知的障害の精神医学のところ（第5章）で述べた内容と重なります。特によくみられるのが、軽症慢性のうつ状態です。それ以外に、本格的なうつ病や、躁うつ病もみられます。いずれの場合でも、自分が周囲の人間と、どこか違うと感じて悩み始めることが、発症のきっかけとなります。

抗うつ薬は役立ちますが、ただ漫然と処方しているだけでは、効果は薄いのです。自閉スペクトラム症の特徴を、自分自身および周囲が理解した上で、折り合いをつけることが重要になります。そのために、自ら自閉スペクトラム症を有しているという事実を、カミングアウトすることができれば最もいいのですが、スムーズにいかない場合もあるのが現実です。

一方、統合失調症が合併するかどうかについては、いろいろな意見があります。どちらかというと、しないと考える人の方が多いようです。

昔の出来事を映画のシーンのように思い出して、それに引きずられた言動を呈する場合には、幻覚が存在していると誤解される可能性があります。こういう現象はストレスが加わったときにおきることが多く、また、思い出されるシーンは、たいてい辛い嫌な出来事なのです。

それから、カタトニー（緊張病）という、動作が止まってしまう現象も知られています。この症状があると、統合失調症だと診断されることがあります。しかし、カタトニーは、実はさまざまな精神疾患の極限状態で起こり、統合失調症に特異的なものではありません。ですから、自閉症でも、あるいは自閉症に気分障害が合併した場合でも、極限状態になると動作が止まってしまいます。なお、自閉症の場合は、周囲が促すと、行動を再開できることが少なくありません。カタトニーは、理由がはっきりしないこともありますが、環境変化などのストレスによって引き起こされることもあります。

いずれに対しても、環境変化などの背景が明らかなら、そこを調整する必要があります。薬剤も使われることがありますが、あくまで補助的な効果しか期待できません。

その他に、強迫性障害が合併するかどうかに関しても、意見がわかれています。強迫性障害というのは、やさしく言えば、「こだわり病」のことです。典型的な症状としては、長時間にわたり手を洗いつづけたり、鍵や火の元の確認を何回も繰り返すなどがあります。もともと、自閉症の三つ組の一つとして、こだわりが含まれているのですから、敢えて「こだわり病」が合併したと考える必要はないという説にも一理あります。

定型発達者（健常者）にとってもそうですが、自閉症を有する者にとっても、青年期は社会との直面を、はじめて本格的に強いられる時期です。そのとき、定型発達者以上に、自閉症者はとまどいをみせます。「社会などというものがあると知らないままでいられたなら、どんなによかっただろう」という自閉症者の述懐は、彼らの心中を雄弁に物語っています。「友達がいて一人前、いないと半人前」、「ガールフレンドがいて一人前、いないと半人前」といった、堅苦しい信念（あまり意味のない社会通念）を、自閉症者が抱いていることもあります。このような堅苦しい信念（社会通念）に基づいて行動しても、たいてい受け入れられることはないでしょう。そのとき、「相手の立場になって考えろ」と説教しても、何の役にも立ちません。友情や愛情にもルールがあることを、具体的に文字に書いて伝えるしかないのです。

# 14 自閉スペクトラム症と映画

自閉スペクトラム症を扱った映画は少なくありません。とりわけ有名なのは、『レインマン』（バリー・レヴィンソン監督）です。エンターテインメント性からいっても、この映画は、まず別格といっていいでしょう。

厚生労働省御用達の作品には、『マラソン』（チョン・ユンチョル監督）があります。ひたすら頑張るあたりが、失礼ながら韓国らしい。もちろん、韓国映画らしいという意味ではありません。韓国映画には、もっと複雑な作品が目立つからです。

そうはいっても、マラソンを続ける自閉症青年と、その母親との間で、いったい誰のために走っているのかが、わからなくなりそうで悩むシーンなどは、とてもよくできていると思います。

最近の映画では、『モーツァルトとクジラ』（ピーター・ネス監督）というものもありました。この原作は、アスペルガー症候群を有する男女（ジェリーとメアリー）の実話であり、同じ題名で翻訳（NHK出版）もされています。以下に、翻訳書から、いくつかのエピソードを紹介してみましょう。

ジェリーの心を揺さぶった最初の映画は、『レインマン』でした。しかし、『レインマン』は、自分が変わっていることに理由をみつけて政府の支援を得ようとする、「自閉症者かぶれ」を誘発してもいました。

また、ジェリーは、ロサンゼルス・マラソンに向けて、地元のランニングクラブに入会していました。気持ちを落ち着け、集中するのに役立っていたのが、トラックを走ることだったからです。

こうしてみると、『モーツァルトとクジラ』のジェリーと、『レインマン』および『マラソン』には、一定の親和性があることになるかもしれません。しかし、もっと興味深いのは、次のような箇所です。

ジェリーはメアリーと結婚し、離婚します。お互いの特徴を知り尽くしているはずの人同士でも、すれ違いや欺瞞が生じます。このあたりは、どうも私たち凡人と変わらないようです。「あるがまま」の個人を色濃く残したまま、一対の人間関係へ至ることは、少なくとも二人をみる限りは、できなかったように見えます。でも、再び二人は元の莢《さや》におさまります。

また、ジェリーは、成人の自閉症者による成人の自閉症者のためのグループを、立ち上げています。ＡＧＵＡ（成年自閉症者の会）というグループです。メンバーの多くは、「ぼくらのほんとうの第一言語は自閉症、英語は第二言語だ」といっています。そして、「専門家」のいないＡＧＵＡを通じて、多くの人々が社会へ巣立っていきました。

私は、自閉スペクトラム症を有する者同士の集団は、私たち凡人が組織をつくらざるをえないときに内包する、超えがたい壁を超える実験でもあると思うのです。それは、個人がそのまま連合しただけの、個人の利益や希望と逆立しない共同性はありうるのかという問いかけを含む実験です。

いまのところ、その壁は、完全には超えられていないようです。ＡＧＵＡにおける活動では、いいことばかりはなく、退会を余儀なくされたメンバーもいたからです。

もっとも、メンバーを退会させることをめぐって皆がふさぎこんだ重苦しいムードは、メンバーの次のような大真面目なひとことで、消えてしまいました。「ぼくらのグループにさえ入会資格があるのか」。

入会資格とは何か。私たち凡人と同じなのか。その回答を、未だ誰もが掌中にしていません。

# 15 多動への「まなざし」

知的障害と自閉症（自閉スペクトラム症）に対する「まなざし」の変遷については、すでに述べてきたとおりです。同じような変遷を示したものが、もう一つあります。落ち着きのない子どもへの「まなざし」です。

その第一段階は、一八九〇年代から一九一〇年代にまで遡《さかのぼ》ります。いうまでもなく、工業化の時代です。この時代においては、意志で自分をコントロールできず、落ち着きがなく、不器用な人が問題とされました。そして、彼らは「道徳性の制御不良」症候群と呼ばれたのです。このあたりは、児童精神医学の分厚い教科書にも記されています。工業化に適応できない人々が、はじき出され名づけられていった過程が、手に取るようにわかります。

第二段階は、一九五〇年代から一九六〇年代にかけてです。この時代に、「微細脳損傷（MCDないしMBDと略される）」という概念が登場しました。脳に明らかな障害がなくても、細かく調べれば、運動や認知や言葉に、小さな遅れやゆがみがあるというのです。つまり、きっと脳に小さな損傷があるからに違いないという推論によって成り立った概念が、微細脳損傷にほかなりません。ただし、ほんとうに脳に損傷があることを、レントゲンなどで確かめた人はいないのです。

どうして、こういう説が生まれたのでしょうか。この推論に先立つ時代にアメリカを席巻した、精神分析学に対する批判が、一つの理由です。精神分析学は、ヨーロッパからアメリカへ輸入されたのち、世俗化していきました。そのため、無限にお金がかかるわりには治療効果が乏しいという、批判が浴びせられるようになったのです。その反動として、遺伝と統計を含む脳研究へのシフトが開始されました。そういう背景があるのです。

さて、第三段階は、一九八〇年代以降です。落ち着きのない子どもへの「まなざし」は、この時期に二方向へ分岐していきました。一つは、「学習障害（ＬＤ）」であり、他の一つは「注意欠如多動症（ＡＤＨＤ）」です。

二方向への分岐は、なぜ生じたのでしょうか。私も参加した、あるシンポジウムで、篠原睦治（和光大学）氏が、次のような興味深い発言をしていました。一九八〇年代当初のアメリカで篠原氏が取材したところによると、当時の学校は、ＢＤクラス、ＬＤクラス、ＭＲクラスなどに種類分けされていたというのです（ＢＤとは、行動障害の略で、今日のＡＤＨＤに相当します。また、ＭＲとは、当時の言葉でいう精神遅滞すなわち知的障害の略です）。

続けて、篠原氏はいいます。「LD学級を覗くと白人が圧倒的に多い。BDクラスを覗くと黒人が圧倒的に多い。LDクラスは、公民権運動のなかで、うちの子はMRではない、LDのための特別クラスを作れと、白人中産階級の親たちが要求して作ってきたもの」なのです。明らかに、二方向への分岐は、社会階層に沿って生じたものであることがわかります。

日本ではどうだったのでしょうか。第一段階の終わるころ、小児科医の学会が「微細脳損傷」をテーマに、パネルディスカッションを行ないました。続いて、第二段階が終わったあと、児童精神科医の学会が、雑誌とパネルディスカッションで、「学習障害」を取り上げました。しかし、これらの研究は、まだ、輸入の域を超えるものではなかったのです。

第三段階に至っても、当初は事態がかわりませんでした。日本において、落ち着きのない子どもに注目が集まったのは、学級崩壊と少年事件の散発以降です。学級崩壊の犯人としてADHDを持つ子どもが取りざたされ、いくつかの少年事件における加害者が、「微細脳損傷」があるという理由で、LDを有しているのではないかと、疑われたのです。

ところで、かつての日本では、多くの人々が自らを中流と認識していました。格差社会と呼ばれるようになった今日でも、その遺産は残っています。そのためもあって、LDとADHDとの間の社会階層に沿った分岐は、明らかな形で現れているとはいえません。とりあえず、このこと自体は良いことですが、今後はどうなるか、油断はできません。

# 16 学習障害――i

落ち着きのない子どもへの「まなざし」から分岐したうちの一つ、学習障害（LD）ないし限局性学習症（SLD）について、話を進めていこうと思います。

一九八〇年代に、アメリカのLD合同委員会という機関がつくった、LDについての定義があります。それによると、LDとは「聞く、話す、読む、書く、推理する、あるいは計算する能力の習得と使用に、著しい困難を示すさまざまな群を総称する用語である」ということになります。続けて、「これらの障害は個人に内在するものであり、中枢神経系の機能不全によると推定され、生涯を通して起こる可能性がある」、「感覚障害・精神遅滞（知的障害と同じ：引用者註）・重度の情緒障害といった他の障害状態や、文化的差異・不十分ないし不適切な教育といった外的な影響とともに生じる可能性もあるが、それらの状態や影響の結果ではない」とも、記されています。

整理すると、次のようになるでしょうか。第一に、LDは一人ひとりの子どもの、脳の障害によって生じると推定される。第二に、しかし、文化や教育の影響も受ける。第三に、そうはいっても、やはり個人の脳が問題である。こう整理しても、わかったようでわからない言い回しというしかありません。推定が定義に含まれているのですから、無理もないでしょう。

ここまでに述べてきた定義は、どちらかというと、教育の分野で用いられているものです。一方、医学の分野でLDといえば、指し示す範囲が、ずっと狭くなります。具体的には、以下のようなものです。

第一に、読字障害です。これは、年齢や知能から予想される程度に比べて、読みの速度や理解が、極端に劣っている場合をいいます。ただし、黙読や朗読はできなくても、誰かが読み上げてあげれば、十分に理解できることもありますから、そういう方法でのサポートが役立つことが少なくありません。

第二に、書字障害です。この場合には、知能も視力も劣っていないのに、漢字の偏《へん》と旁《つくり》を逆にするなどの間違いが多いのです。書くことはできないが、読むことはできる子どもであれば、ワープロソフトを練習することにより、能力を補うことは可能です。

第三に、算数障害です。これは、たとえば「一二三」と表記すべきところを「一〇〇二三」と書いたり、文章題の意味が理解できない場合をいいます。そういうときには、電卓を用いたり、数学者の遠山啓氏が開発した「水道方式」が、役立つことがあります。

このように、教育学の分野と医学の分野とでは、同じＬＤという言葉を用いてはいても、指す範囲が異なるのです。そのためもあってか、小児科医の学術団体が、一九九八年に開催したシンポジウムでは、「ＬＤという用語を医学から教育の領域へお返ししよう」という発言が登場しました。「微細脳損傷に対する批判を通じて成立したＬＤの概念は、教育心理学からの借用であった。その後、教育的ニーズからＬＤをとらえる立場は、ＬＤ概念の拡大をもたらした。いま、ＬＤ概念は教育の世界へお返しし、医学の世界は、読字障害・書字障害・算数障害など、狭義の障害に関する治療法の確立に専念しよう」というのが、その趣旨でした。

この小児科医の学術団体は、過去において、ＬＤ概念を日本で普及させる役割を担っていました。その学術団体のシンポジウムで、右に記したような発言が行なわれたことは、ある意味では画期的だったといえます。

しかし、「お返し」された教育の世界で、ＬＤ児への教育が格段に進んだかというと、必ずしもそうではありません。また、「お返し」した医学の世界で、読字障害・書字障害・算数障害などに関する治療法が確立されたかというと、やはり現状は必ずしもそうではないのです。

# 17 学習障害――ii

一九九九年に、文部省（当時）の協力者会議は、学習障害（ＬＤ）について、報告書を提出しました。報告書は、「ＬＤとは、基本的には全般的な知的発達に遅れはないが、聞く・話す・読む・書く・計算する・または推論する能力のうち、特定のものの習得と使用に著しい困難を示す、さまざまな状態を指す」としたうえで、次のように述べています。

「原因として、中枢神経系に何らかの機能障害があると推定されるが、視覚障害・聴覚障害・知的障害・情緒障害などの障害や、環境的な要因が直接の原因となるものではない」。

またもや、推定です。要するに、アメリカのＬＤ合同委員会による定義と同じなのです。

また、ＬＤに対する指導方法については、「特有の指導内容・方法を明確に示すことは、現時点では困難である」と、記されています。その結果、「板書の仕方」、「電卓などの機器の併用」などを、例示するだけに終わっています。ＬＤという用語を「お返し」された教育の世界で、ＬＤ児への教育が格段に進んだわけではないということが、おわかりいただけたと思います。

もちろん、「板書」や「電卓」などの工夫は、ないよりはあったほうがいいと思います。それ以外にも、次のような工夫が知られています（上野一彦『ＬＤ（学習障害）のすべてがわかる本』講談社）。
①指示はわかりやすく。②注意をうながす。③教室の中を落ち着いた雰囲気にする。④前の方の席に座らせる。⑤答えられる質問をする。⑥教材を工夫し、いろいろな方法で教える。具体的には、内容ごとに分けて黒板に明記する、大切なことを言う前に「よく聞いて！」と促す、教室の飾りを少なくするといった事柄です。また、イラストや図の入った教材、答えをカードで呈示する、補助線の入ったノートを使う、メロディや語呂合わせを用いる、といった工夫も提案されています。
教師たちが、試行錯誤を繰り返しながら、すでに行なっている方法以上のものではありません。繰り返しますが、それでも、これらの方法は行なわれたほうがいいには違いないのです。けれども、これらの方法がＬＤの子どもたちに対して固有のものではない以上、ことさらＬＤ教育と呼ばねばならない必然性は、ほとんど失われているのではないかと思います。

ところで、最近になって開始された特別支援教育には、通級学級という制度があります。通常の学級で過ごす時間のうち、月に二時間とか週に一時間を、一対一ないし少人数の教室へ通う時間にあてる制度です。通級学級に関してはいろいろな意見がありますが、学習を進めるためには利用していい制度だと、私は感じていました。ところが、通級学級では、「教科指導」だけでなく「自立活動」も行なうことになっているためなのか、いまのところＬＤ児よりも、多動児や自閉症児の利用の方が多いということです。学習を進めるためというよりも、別の理由によって、この制度の利用が決定されているのではないかと、考えざるをえません。

最後に、家庭での留意点については、さきに例示した本（『ＬＤ（学習障害）のすべてがわかる本』）に、次のような内容が記されています。

家庭へ無理に勉強を持ち込まない。守らせることを厳選し、逆に細かいことには目をつむる。すぐに誉めて「ごほうび」をあげ、叱るときには基準をはっきりさせる。お手伝いに際しては、順序立てて教え、繰り返させる。得意なこと、興味のあることを応援する。

とくに間違った内容は書かれていません。というよりも、ＬＤの子どもであるかどうかにかかわりなく、妥当な内容が書かれていると思います。つまり、ここでもＬＤと呼ばなければならない必然性は、ほとんど失われているのです。

# 18 特異的発達障害――i

医学上の学習障害（ＬＤ）は、相互的社会関係を含む三つ組の特徴を持っているわけではないため、「広汎性」発達障害ではなく、「特異的」発達障害と呼ばれていました。特異的発達障害には、ＬＤ以外にも、いくつかの種類があります。そのうちの一つが、会話および言語の特異的発達障害です。今は、コミュニケーション症という新たな概念に含まれていますが、会話および言語の特異的発達障害の中にも、いろいろなものがあります。

まず、会話構音障害から、簡単に説明しましょう。たとえば、「さかな」(sakana) と発音したいのに、「たかな」(takana) としか言えない子どもがいます。正しい音である /s/ が、別の音である /t/ に置き換わっていますから、これを置換といいます。また、「わさび」(wasabi) と言いたいのに、「あさび」(asabi) になってしまうことがあります。この場合は /w/ の音が抜け落ちていますから、これを省略といいます。その他にも、日本語の音（たとえば /s/）が、日本語にないような音（たとえば /θ/）に置き換えられることがあります。これを歪みといいます。これらの会話構音障害は、年齢が小さいと、しばしば認められる現象です。私の長女も、小さい頃は「わさび」を「あさび」と発音していました。しかし、これらの発音が、年齢相応ではなくみられるなら、会話構音障害と名づけられることになります。

会話構音障害の治療は、言語聴覚士（ＳＴ）に頼らざるを得ません。以下は、同僚のＳＴのレクチャーによる受け売りです。

まず、伝統的アプローチないし運動アプローチというものがあります。最初に、耳の訓練をして、正しい音と誤った音とを、区別できるようにします。次いで、単音・音節・単語・会話の順番で、誤った音を修正するよう練習します。その後、実際のコミュニケーション場面で、正しい音を強化します。また、言語学的アプローチというものもあります。これは音と音との関係に焦点をあてる方法で、具体的には、バスーバックやバスーバットのような、対語を用います。なお、会話構音障害の予後は、ことさら悲観すべき性質のものではないと、考えられています。

さて、表出性言語障害も、特異的発達障害（コミュニケーション症）の一種です。相互的社会関係における特徴もなければ、想像力が狭く深いという特徴もないのに、年齢に比べて話し言葉の数が遅れている場合を、このように呼びます。ただし、言葉を出すことが遅れているだけであって、言葉を理解する上での遅れはありません。

表出性言語障害には、多動を伴うことが少なくないため、注意欠如多動症と誤診されることがあります。また、自閉スペクトラム症と間違われることもあります。私は、表出性言語障害の予後を、基本的には楽観視してきました。大人が一緒に遊ぶ中で、話しかけと受け答えをたくさん行なえば、言葉の表出は増えていくと思っていましたし、今でもそう思っています。ところが、この方面の本を繙《ひもと》くと、約半数くらいに言葉や学習面の障害を残すと記されていることが多いのです。どちらが本当なのか、よくわかりません。

一方、受容性言語障害となると、楽観視ばかりはしていられません。この場合は、言葉の表出と言葉の理解の両方が、障害されています。だから、大人が一緒に遊ぶ中で、話しかけと受け答えをたくさん行なうだけでなく、STの協力が不可欠です。

STは、楽しい遊びの場所をつくって、そこで段階的に、言葉の理解を深めたり表出を促すアプローチを、実践してくれるでしょう。また、子どもたちも、言葉の発達を目指す遊びを、楽しむようになるでしょう。もちろん、叱ることは、子どもを萎縮させるだけです。やはり、大人がいたずらに悲観ばかりすべきではないのです。

# 19 特異的発達障害——ii

特異的発達障害についての話を続けます。

発達性協調運動症と呼ばれるものがあります。自閉スペクトラム症を持つ子どもは、不器用な場合が多いのですが、発達性協調運動症の場合は、相互的社会関係の障害などの三つ組の特徴は揃っていないのに、不器用さだけが目立ちます。

不器用さは、具体的には、次のような動作においてみられます。ボタンをかける。ボールを投げる。字を書く。歩くとつまずきやすい。

そのくらい、いいじゃないかと思うでしょう。実際、多くの親は、それほど心配していません。心配するのは、自閉スペクトラム症の特徴の一部や、学習障害（LD）を併せ持っている場合です。そういうときには、それぞれの箇所でこれまで述べてきた方法を、応用することになります。また、不器用さ自体については、作業療法士（OT）が遊びの場を工夫して、楽しみながら運動能力を高める工夫を、考案してくれます。親は、それをヒントにして、日常的な親子のあいだでの遊びを、さらに工夫することができるでしょう。

ここまでLDをはじめとする、さまざまな特異的発達障害について述べてきました。気づかれた方もいると思いますが、「特異的」発達障害とはいえ、「広汎性」発達障害の特徴が皆無かというと、必ずしもそうとはいえません。まさに、スペクトラム（連続性）というしかないのですが、そうであるがゆえに、大人たちは心配し、医療機関へ連れていこうとします。だけど、苦手な面だけをみつめられ、それを克服することでしか評価されないような人生が、子どもにとって楽しいわけがありません。したがって、対応するにしても、あくまで楽しい環境をつくるなかで、工夫がなされるべきだということを、忘れてはなりません。

なお、特異的発達障害には含まれませんが、近縁のものとして、場面緘黙《かんもく》というものもあります。家庭では話すことができるのに、学校ではできないといった場合が、その代表です。

場面緘黙の子どもは、診察室へ連れてこられても、はじめは会話ができないことがほとんどです。それでも、「はい」「いいえ」などの短い応答ならできることもあるし、絵を描いたり、ゲームをすることはできます。また、動作だけで応じることのできる心理検査を実施することは可能です。一方、家庭での会話の様子を知るために、録画されたホームビデオを見せてもらうと、そこでは通常の会話が行なわれているのです。

なぜ場面緘黙が出現するようになるかについては、二つの説があります。一つは、もともと引っ込み思案な子どもが、入園・入学など、多少とも社会性を要求される場面への参入を強いられて起こるという、不安障害説です。もう一つは、さきに述べた会話構音障害や、表出性ないし受容性の言語障害が関係しているとする、発達障害説です。どちらも正しいし、おそらく二つが、割合はともかく、混じり合っているのだと思います。

不安に焦点を当てた治療としては、遊戯療法や絵画療法があります。口の動きを真似させたり、ビデオを用いて発声を練習させるといった、行動療法を推奨する人もいます。

しかし、もっとも大事なのは、緘黙を呈する場所、たとえば、幼稚園や学校での対応です。最初は発声を強制しないで、ゲームなどを通して対人交流をはかってみます。次いで、小グループで、身振りやカードによるコミュニケーションを用いてみます。さらに、話し言葉を用いないでもすむ社会的スキル（電子メールなど）を利用して、もう少し大きな集団での活動を楽しむようにします。

発語がなくても、子どもなりの社会的楽しみを得られるようにすることが、先決なのです。右に述べた行動療法などを用いるにしても、その後からで十分です。順序を、さかさまにしてはなりません。

# 20 注意欠如多動症の診断

落ち着きのない子どもへの「まなざし」から分岐した、もう一つの障害といわれる、注意欠如多動症（ＡＤＨＤ：Attention-Defict Hyperactivity Disorder）もしくは多動性障害（ＨＤ：Hyperkinetic Disorders）へと、話を転ずることにします。ちなみに、ＡＤＨＤは、アメリカで用いられることの多い診断名であり、ＨＤは、イギリスで用いられることの多い診断名です。

啓蒙的な本をみると、ＡＤＨＤの診断基準が、ずらりと並んで記されていることがあります。しかし、そのような診断基準を、いちいち参照している精神科医はいません（もっとも、最近は、大真面目に膨大なチェックリストに当てはめながら診断している人も、一部にはいるようですが）。

ＡＤＨＤのさまざまな臨床特徴は、以下の四つに集約できます。

第一に、ムーブメント（Movement）。いうまでもなく、多動という意味です。「ぜんまい仕掛け」と形容されることがあるくらいの多動で、部屋からとび出していってしまいます。ただし、いつでも、どこでも多動でなければ、ＡＤＨＤとは呼びません。学校でだけ多動で家ではそうではない場合や、昨日と今日とでまったく多動の程度が異なるような子どもは、ＡＤＨＤではありません。さらに、多動は一つ歳を重ねるごとに、その分だけ必ず軽くなりますから、逆に歳とともに多動がひどくなるようなら、ＡＤＨＤではありません。

第二に、オーガニゼーション（Organization）。この言葉を、私は「だんどり」と訳しています。要するに、準備が不得手ということです。たとえば、遠足に必要なものを、リュックサックにつめるとします。しかし、手順よくつめられないため、たいてい一つや二つの、忘れ物をしてしまいます。

第三に、アテンション（Attention）。注意が集中しないという意味です。もちろん、ゲームなど、特定の好きな遊びには、比較的集中できます。反面、それほど興味が湧かないときには、五分か一〇分といった短い時間で、気持ちがそれてしまうことがほとんどです。

第四に、トーカティブ（Talkative）。おしゃべりということです。最後まで質問を聞かずに答えてしまうため、もっと慎重に考えなさいと、たしなめられます。

これら四つの頭文字をとって、「ＭＯＡＴ」が、ＡＤＨＤの主症状ということになります（ＭＯＡＴとは、「堀」という意味の英単語ですが、堀とＡＤＨＤとは、何の関係もありません）。

これだけで診断するのですから、曖昧なこと限りがありません。膨大なチェックリストを用いたとしても、結局はＭＯＡＴを見つけ出しているにすぎません。また、心理検査や放射線検査などの補助診断に、魔力のような診断力が含まれているわけでもありません。

もちろん、診断のためには、他の障害が存在しないことが、大前提です。自閉スペクトラム症にしばしば多動が伴うことはすでに述べましたが、多動だけが問題視され、相互的社会関係などの三つ組の特徴が見逃されてしまいますと、ＡＤＨＤだと誤診されてしまいがちです。他方で、学校でだけ多動であったり、幼稚園のときは多動でなかったのに入学後から落ち着きがなくなった場合を、誤ってＡＤＨＤだと診断していることもあります。

こういう誤診は論外だとしても、ＭＯＡＴという症状の範囲は、恣意的に広くも狭くもなりますから、ＡＤＨＤは常に過剰診断の危険を免れません。ＡＤＨＤといわゆる健常児との境目は明確ではなく、あくまで連続しているのですから、子どもの利益につながる場合は診断の範囲を広めにとり、不利益につながる場合は狭くとることが正しいのです。

そもそも診断とは、そういうものです。その結果として、過去のＡＤＨＤ診断の乱用が鎮まっていくなら、それが何よりだと思います。

## 21 注意欠如多動症は増えているのか

注意欠如多動症（ＡＤＨＤ）は、実際に増えているのでしょうか。それとも、診断名が乱用されているだけなのでしょうか。常識的には後者ですが、決定的な結論を導き出す方法は、厳密には存在しません。ただ、ひと昔前と比べて、ＡＤＨＤという診断がなされる機会が、増えていることは間違いありません。

この問いに対し、かつて私は、以下の三点を指摘したことがあります。

第一は、学校に余裕がなくなったことです。とりわけ、学級崩壊という言葉が流行したときに、多動の子どもが犯人扱いされた事実があります。

たしかに、学級崩壊の原因とされていた子どもたちは、授業中に立ち歩きをしたり、紙飛行機をとばしていました。しかし、彼らがＡＤＨＤなら、入学直後から立ち歩きをしていて、しかも、学年が上がるにつれてその程度は軽くなっていくはずです。しかし、そうでない場合も、ＡＤＨＤと診断されていることが、少なくありませんでした。また、学校ばかりでなく、家でも紙飛行機をとばして騒いでいるはずですが、そういう子どもは少ないのです。結局、学校に余裕がないから子どもたちを管理してしまい、締めつけられた子どもが耐え切れずに騒ぐという以上の、何ものでもない場合がほとんどなのです。

第二は、一部の家庭に余裕がなくなったことです。ここでいう余裕のなさとは、経済的な困窮というよりも、「教育家族」を意味します。学校の価値観を家庭内へと持ち込んでしまうことを、芹沢俊介氏は教育家族と呼んでいます。

教育家族の親は、わが子が平均からはずれることを、過剰に恐れます。そのために、落ち着きのない子どもや勉強に集中できない子どもを、「専門家」の手に委ねようとします。ところが、その「専門家」たるや、にわか仕込みのマニュアルに基づいて、過剰診断をしてしまうのです。

第三は、社会に余裕がなくなったことです。そのため、誰かを生贄《いけにえ》にする必要が出てきました。「あの子はADHDだから悪いことをするのよ、私たちはADHDじゃないから安心ね」というわけです。このことを、社会学者は、切断操作と帰属処理と呼んでいるようです。社会全体を、ある種の指標を有している者と有していないものに切断し、悪を一方に帰属させ、自らは善として他方に帰属させるという意味です。このような方法によって、つかのまの安定を得ようとするのです。

一例として、東京都足立区綾瀬で起きたコンクリート詰め殺人事件（一九八八年）をあげることができます。その事件の加害少年の一人が、ＡＤＨＤを有していると、喧伝されたのです。それは、事件の原因を単純化し、自己責任化させるのに役立ちました。しかし、事件の背景にある社会状況は、隠されてしまいました。

発展途上国や独裁国家ではどうなのかわかりませんが、以上の三つは、多かれ少なかれ、先進資本主義のすべてに共通する事情です。過去のイギリスでは、ＡＤＨＤに相当する多動性障害（ＨＤ）の診断数が、アメリカに比べてはるかに少数でした。しかし、その差は縮まりつつあるといわれています。その理由の一つは、親のグループからの圧力だとされています。落ち着きのない子どもを学校へ適応させる目的で、アッパーミドルクラス（中流層の上層）の親たちがつくるプレッシャーグループが、診断を要求しているというのです。

アメリカのように、非白人コミュニティにおける荒れた学校を薬物で管理するために、ＡＤＨＤという診断が乱用されることと、アッパーミドルクラスの親による診断要求とを比べると、どちらも、子どもにとっては幸せとはいいがたい面が残ります。

# 22 多動に薬物は必要か

ごく最近まで、多動の子どもに対し、リタリンという商品名の薬剤を処方する医師が、少なくありませんでした。いまは、それができなくなりました。(反対に、処方可能になった薬剤もあります。) その理由は、表面的には以下の通りです。

日本においては、リタリンを多動児に対し用いることは、正式には認められていませんでした。ですから、実際に多動児に処方することは、適応外使用であり、医師の責任において説明し、親や子どもから了解を得るしかなかったのです。しかし、難治性のうつ病に対しては用いてもいいことになっていました。ちなみに、うつ病の病名でリタリンの処方を受ける人は、子どもではなく、主に成人でした。

成人の間では、必ずしもうつ病ではないのに、リタリンを飲むと気持ちがよくなるという、覚せい剤類似の効果を期待して、乱用に走る人たちが目立つようになりました。そうしたなかで、リタリンはうつ病には有効ではなく、逆に乱用による幻覚などの精神症状が問題だとする認識が、精神科医の間に共有されるようになってきました。

しかし、ほとんど診察もしないで、依存症というべき成人に、リタリンを処方しつづける医師もいました。金儲けのために処方した医師もいたし、依存症になってしまった患者から脅されて、処方を余儀なくされた医師もいました。その結果、二〇〇七年の秋になって、このことが、メディアでクローズアップされました。

なぜ、この時期にクローズアップされたのか、詳細はわかりません。リタリンに代わる、コンサータという薬剤が、日本で承認される直前の時期だったので、何か関係があるのだろうという人もいます。いずれにしても、製薬会社にとって、リタリンは決して儲かる薬ではなかったのですから、販売を制限するのに、いい潮時だったと推測されます。こうして、リタリンは、ナルコレプシー（narcolepsy：日中において場所や状況を選ばず起きる強い眠気の発作を主な症状とする睡眠障害の一種）という病気にだけ、処方していいことになりました。また、それを処方できる医師や薬局に、制限を設けることになったのです。

リタリンに代わるコンサータも、成分は同じで、一般名はメチルフェニデートです。違いは、コンサータの方は効果持続時間が長いため、一日一回の服用で一二時間くらい効力があるとされていることだけです。ですから、コンサータも、それを処方できる医師や薬局に、制限が課せられることになりました。

これまでに、私は、ごく少数の多動のケースにのみ、リタリンを処方することがありました。コンサータについても、同じようにしています。ただし、「六歳未満の幼児における有効性および安全性は確立されていない」と、能書に記されていますから、それらの人たちへは、なるべく処方を避ける必要があります。

それにしても、この薬剤を処方するであろう、ごく少数のケースとは何かということです。家から飛び出してしまう子どもがいて、しかも家のすぐ前が車の通る道路だったら、多分私も処方すると思います。逆に、授業中に四五分間、座っていないと他の子どもに示しがつかないという理由で処方を求められたなら、おそらく断るでしょう。要するに、子どもにとっての安全や達成感のために必要なのか、それとも大人の都合でという理由が大部分なのかによって、処方の可否は決まってくると思います。

リタリンの場合は、長く服用を続けると効き目が衰えていきますから、いったん中止して様子をみるようにすることが多かったのです。そうすると、その後も中止したままでいいかどうかの判断が易しくなります。中学生になっても投与が必要な場合は少数でした。コンサータの場合も、同じように考えるのがいいでしょう。他の新しい薬剤（インチュニブ）も販売されていますが、私は新しい薬剤に対しては保守的ですから、他の医師が処方した結果を尋ねながら、ごく控えめに処方しています。

# 23 多動への対処

「多動を示す子どもたちと、どう付き合っていったらいいのでしょうか」。そう質問する大人に対して、私は、Ｅ・テイラー（E. Taylor）という学者の記した方法（『落ちつきのない子ども』メディカ出版）を勧めています。といっても、別に難しい方法ではありません。以下のように、きわめて常識的なものです。

まず、子どもの良いところをみつけます。そして、それをリストに書き出します。たとえば、食事のテーブルから二〇回も離れる子どもは、二〇回もテーブルに戻ってきているはずです。それは、書き出すべき良い点の一つです。

それから、積極的に「ごほうび」を与えます。最も大きな「ごほうび」は、周りの大人の賞賛です。反対に、注意を惹くための乱暴な行動は無視します。たとえば、親が二分間くらい、部屋の外に出てしまいます。これを、「タイムアウト」といいます。

いずれの場合でも、規則が簡単であること、報酬はわかりやすいものであること、一貫性をもっていることが大切です。なお、規則は「～してはいけません」といった否定文ではなく、「～しましょう」というように、肯定文を用いることが大切です。

最初の目標は、子どもがおそらく達成できそうな、比較的容易なものから始めます。そして、ゆっくりと、小刻みに、目標を高めていきます。達成できるたびに「ごほうび」をあげることを、忘れてはなりません。最大の「ごほうび」が、周囲の大人の賞賛であることはさきに述べた通りですが、もちろん、実際の品物も「ごほうび」として有効です。その場合、「スターチャート」といって、ノートに線を引いてつくった表に、百円ショップで売っている星のシールを貼り、それが貯まったら「ごほうび」の品物と交換する方法もあります。

一日中、子どもを落ち着かせておくという方針は、誤りです。たとえば、一つの部屋に限っては走り回ってもいいように、危ない物を取り除いておく必要があります。あるいは、一定時間なら、騒々しくしてもいいと決めておくことも必要です。これらのことを、「ごほうび」として組み合わせることもできます。

反対に、叱られ続けてばかりいると、子どもはどうなっていくでしょうか。その子は必ず、「どうせ自分は駄目な子だ」と、思い込んでしまいます。そうなると、ほんとうに「駄目な子」のように振舞いがちになります。また、自分を尊重できなくなりますから、他人を尊重することもできなくなるのです。こうして、悪循環が生じることになります。

ですから、多動の子どもを育てるときの最大目標は、多動でない子どもと同様に、自分で自分を大切に感じられるようにすることです。このことを、自己尊重感ないし自己価値をはぐくむと、言い換えてもよいでしょう。

さきに述べたMOATという四つの特徴のうち、M（多動）は、年齢とともに必ず軽くなっていきます。中学を卒業するころになっても多動で手がつけられないという子どもは、まずいません。したがって、大きな怪我をしないように、危ない物を片付けておきさえすれば、多動そのものの予後は楽観視していいと思います。O（段取り）やA（注意）は、大きくなっても散漫な場合が多いのですが、その子なりに何とかやっていくものです。それまでは、親が手伝ってあげて一向にかまいません。ただし、子どもに達成感が残るように、最後のところだけは、本人にやってもらうのがいいでしょう。また、年齢が上がるにつれて、少しは失敗してもいいですから、自分でやってみる割合を増やしていく方がいいでしょう。T（おしゃべり）に関しては、とくに対策を立てる必要はないと思います。

それでは、大人のADHDについてはどうなのかという疑問が、湧いてくるかもしれません。この問題については、もう少し後の章で述べることにします。

# 24 多動と学校

注意欠如多動症（ADHD）の子どもに対する学校での対応は、どうなっているのでしょうか。もちろん、放置したままであったり、単に叱責を繰り返してばかりという教師もいることでしょう。逆に、研修を受けてきた教師は、およそ次のように振舞おうとすることが多いでしょう。

一例として、『親と教師のためのAD／HDの手引き』（二瓶社）という翻訳書に記載されている内容をあげてみます。

「学校における決まった場所で行なわれる日課は安心できる。予定のいかなる変更も、子どもが心構えできるように、できる限り前もって知らせておく必要がある」。

どこかで聞いたような内容です。自閉スペクトラム症を有する子どもへのサポートと同じなのです。自閉症をADHDと誤診しない場合でも、ADHDには自閉スペクトラム症の特徴の一部が入り込んでいることがあります。まさにスペクトラム（連続性）である由縁です。

ですから、このような対応は、とくに間違ってはいません。

次のような箇所もあります。

「学級の備品に気を配り、子どもたちの気が散らないようにする。AD/HDの子どもたちは、先生や黒板のよく見えるところに座らせる。近くに、模範となるような子どもを置くといい。通路から離れた所に座らせる」。

これも、どこかで聞いた内容です。学習障害（LD）への対応と、同じなのです。教育上の概念としてのLDには、医学概念としてのADHDが伴っていることが多いですから、こういう記載が登場するのかもしれません。しかし、このような方法は、ことさらLDに固有といわなくてもいいのと同様に、ADHDに固有というわけではないといえます。

もちろん、ADHDへの対応にふさわしい内容もあります。

「課題を最後までさせるときは、まだできていないことよりも、できたことに着目する」。

これは、前章に述べた、「よいところのリスト」と同じ発想です。

「課題が完成したら、ごほうびを与える」、「〜してはいけませんではなく、〜しましょうというものがよく、見やすいところに貼って、いつも見られるようにする」。

このあたりについては、解説は不要でしょう。ちなみに、「見やすいところに貼る」というのは、視覚情報の処理が得意な自閉スペクトラム症の子どもに対しても、しばしば用いられる方法です。

「優先順位を考える。一度に三つ以上の行動の指示をしてはいけない」、「スモールステップで学ばせる。目標は、現実的で到達可能なものにする」。

このあたりも、解説不要でしょう。さらにいえば、たとえ二つであっても、行動の指示は、一度にはしない方がいいと思います。

これらを実行していただくことができたなら、ADHDを有する子どもにとって、学校は多少とも居心地のいい場所になるかもしれません。しかし、固苦しい研修を受けてきた教師の中には、ことさら子どもの苦手な領域だけを取り出して、矯正のプログラムを組もうとする人が少数ながらいます。

たとえば、一分間の「気をつけ！」を練習させて、それを二分間に延長することを目標とする教師がいます。しかし、こんなことをして子どもが楽しいわけがありませんし、何かの達成感が得られるわけでもないことは、火を見るよりも明らかでしょう。「気をつけ！」ができて役立つのは、警察官か自衛隊くらいではないでしょうか。

子どもの楽しみと、社会での応用可能性につながっていないような対応は、しない方がいいのです。

# 25 大人の発達障害

幼少期にまったく診断されてこなかったにもかかわらず、大人になって自ら「自分は発達障害ではないか」と訴えて、私たちの外来を受診される人たちがいます。受診の動機はさまざまですが、職場の人間関係が、うまくいかないという理由が多いようです。

「会議で場の雰囲気が読めない」と、悩んで来院される人がいます。ちなみに、ひところ、「空気が読めない」ことを、ＫＹと略すことがはやりました。この言葉が流行したのは、それなりの根拠があったからでしょう。単純に考えれば、第三次産業優位の社会では、空気を読むことは決定的に重要です。ですから、空気が読めないと少しでも感じたなら、悩むのも理解できないわけではありません。

こうして来院される人は、たいていインターネットで、アスペルガー症候群や自閉スペクトラム症というキーワードに行き着き、自分と似ていると思い込んでいます。しかし、幼少時の発達歴は不明のままで来院しますから、後日、改めて母親に来院してもらい、保管されていた母子手帳や育児記録を読み返しながら、幼少期の発達指標およびエピソードを、順次、確認していく作業が必要になります。合わせて心理テストも行ないます。

その結果、アスペルガー症候群を含む自閉スペクトラム症ではなさそうだ、という結論になることのほうが多いのです。自閉スペクトラム症は、文字通りスペクトラム（連続性）ですから、そう診断するだけの特徴が揃っていない人にも、部分的に類似の特徴が認められることはあります。そういう場合には、正直に説明するしかありません。

診断結果を聞いて、明らかに喜んでいる人はいません。高血圧や糖尿病を自ら疑って来院した場合、それらの疾患が否定されるとうれしいでしょう。反対に、障害ではないといわれてほっとしないのは、不思議といえば不思議です。かといって、落胆しているかというと、そうでもないのです。障害だと診断されることによってマイナス面があるのは当然ですから、差し引きすると、落胆するまでには及ばないということなのでしょう。

それでも、ときどき再診される人もいます。再診までの期間、本人は何とかやっているのでしょうけれども、時々は話をする相手が必要になるらしいのです。

もちろん、大人になって初めて受診した結果、自閉スペクトラム症だと診断される人もいます。この場合は、誰かに連れられてやってくる人のほうが多いといえます。

注意欠如多動症ではないかと悩んで、自ら来院される人もいます。もっとも、大人になって、まだ多動という人はいませんから、もっぱら注意が集中しないという悩みです。この場合も、発達歴を確認し、必要に応じて心理検査を行ないます。私は、診断チェックリストに丸をつけてもらうようなことはしません。何項目中、何項目以上で何々障害だといった診断を、大真面目にやっている医師もいるようですが、ほとんど意味がないことですからやめた方がいいと思います。

注意が集中しないといって来院する人たちも、障害とは診断されない人のほうが多いのです。「あまり注意を集中し続けてばかりいると、ほんとうに病気になってしまいますよ」と説明すると、たいていは苦笑します。子どもだけでなく、大人も苦しいのです。

なお、ひところ「片付けられない主婦」が、発達障害だと喧伝されたことがありました。よくフェミニスト活動家が文句を言わないものだと、当時は思ったものです。しかし、「片付けられない」と悩んで来院される女性は、実際にはほとんどいませんでした。いつも片付けてばかりいては、ほんとうに病気になってしまうかもしれないことを、たいていの女性はわかっているからなのでしょう。

以上は、私の診察室に限った経験です。もっと違ったケースも、ひょっとしたら少なくないのかも知れません。

# 26 発達障害者支援法

二〇〇四年一二月に、発達障害者支援法が成立しました。「発達障害を早期に発見し、発達支援を行なうことに関する、国および地方公共団体の責務を明らかにするとともに、学校教育における発達障害者への支援、発達障害者の就労の支援、発達障害者支援センターの指定等について定めることにより、発達障害者の自立および社会参加に資する」ことが、この法律の目的でした。

この法律をめぐっては、当初から反対の意見がありました。国連原則で定められている、当事者からの意見聴取がないこと、早期発見があって支援がなければ、単なるラベリングに終わってしまう危険性が高いことなどが、その理由でした。このため、超党派による議員立法でありながら、棄権する議員も現れました。

たしかに、そのような批判には、一理あります。障害を持つ当事者と保護者の希望は、必ずしも一致しない場合がありますし、予算と人員を伴わなければ、画に描いた餅どころか、新たな排除の仕組みをもたらすことになりかねないからです。

それ以上に、気になっていたことがらがあります。発達障害者支援法が成立する過程で、しばしば耳にした「堂々たる納税者をつくる」という言葉です。政治家が言い始めたのか、「専門家」が初めて用いた言葉なのかよくわかりませんが、嫌な響きが耳に残りました。それは、直接税を納めるだけの収入がない人間を、下等に扱っているという理由からだけではありません。この法律をつくるよう要求した団体の間に、分断が生じるのではないかという予感があったからです。それは、知的障害を有する人々の団体と有しない人々の団体との間での、分断線です。

日本社会において一億総中流といわれた時代の遺産は、格差社会といわれるようになった今でも残っています。ですから、他の先進資本主義国のような、社会階層に沿った分断線はあまり生じてきませんでした。しかし、いま、「軽度発達障害」という言葉とともに、その伝統が崩れ去ろうとしているのではないかという懸念が、私の気持ちの中に芽ばえはじめたのです。

私自身は、身体・知的・精神の三障害に縦割りされた、日本の障害者施策の中からこぼれ落とされていた、いわゆる谷間の障害のための立法であるがゆえに、政治的に賛成すべきだと考え、そのように発言したことがあります。その考えは、いまも基本的には変わりません。

発達障害者支援法は、発達障害者支援センターの設置を別にするなら、それ自体は実効性を伴わない理念法でした。実際には、学齢期の子どもに対しては特別支援教育を、成人に対しては障害者職業センターなどの既存の組織を利用するしかない仕組みになっていました。ここで予算と人員を確保できなければ、さきに述べた危惧が現実のものとなってしまうだけでしょう。

ところで、私は、縦割りの三障害についての法律と発達障害者支援法とを、すべて統合した障害者施策へと転換する時期に来ていると思っています。診断名を根拠にすえるのではなく、サポートの必要度によって、さまざまな福祉サービスの選択と利用が可能になるよう、転換がはかられなければならないと思うのです。

発達障害者支援法は、二〇一六年に改正されました。その中では、発達障害者を、「発達障害及び社会的障壁により日常生活又は社会生活に制限を受けるもの」と定義したことが、目をひきます。障害とは、個人の中に存在するものではなく、社会との間に存在する壁であると明記されたのですから、画期的な改正というべきでしょう。

# 27 特別支援教育

学校教育法など関連法規の改正が行なわれたことにより、二〇〇七年度から、特別支援教育が本格的に動き始めました。文部科学省の文書を読む限り、特別支援教育の理念は、一見、すばらしいもののように映ります。

「特別支援教育は、障害のある幼児・児童・生徒の自立や社会参加に向けた主体的な取り組みを支援するという視点に立ち、幼児・児童・生徒一人ひとりの教育的ニーズを把握し、その持てる力を高め、生活や学習上の困難を改善または克服するため、適切な指導および必要な支援を行なう」。「さらに、……障害の有無やその他の個々の違いを認識しつつ、さまざまな人々が生き生きと活躍できる共生社会の基礎となるものであり、わが国の現在および将来の社会にとって重要な意味を持っている」（文部科学省局長通知）。

もっとも、「主体的な取り組み」、「困難を改善または克服」といった文言に、違和感を覚える人も、少なくないでしょう。あまりにも、障害を持つ子どもの矯正に重点が置かれているようで、社会を変えていくというノーマライゼーションの理念に反するのではないか、という違和感です。どちらかというと、私もそう感じています。

特別支援教育の対象となる子どもは、全体の六・三％だといわれてきました。だが、この数字には疑問があります。なぜなら、この数字は教師に対するアンケート調査の結果として、はじき出された数字だからです。教師からの回答に基づく数が、医学的診断に基づく数を、大幅に上回ることは、常識に属します。

対象とされている子どものうち、自閉スペクトラム症に限れば、その割合は〇・八％となっていますから、これは医学的研究の数値とほぼ一致します。問題は、注意欠如多動症（ＡＤＨＤ）と学習障害（ＬＤ）の数値に、一種の水増しが行なわれていることです。この水増しによって、子どもたちの上に支援なきラベリングのみが残ることが懸念されます。

いまのところ、通級指導教室（通級学級）という制度の利用者数に関する限り、自閉スペクトラム症を有する子どもの数が最も多く、ＡＤＨＤ児やＬＤ児の利用は比較的少ないといえます。その意味では、多分ほんとうに必要な子どもが、優先的に利用しているのだと思います。もっとも、まだ動き始めたばかりで、今後どうなっていくかわかりづらい面があります。

前述したように、通級指導教室とは、比較的軽度の障害児が、通常の学級で学びつつ、必要に応じて「自立活動」と「各教科の補充指導」を、別の少人数学級で受ける制度です。これまでの言語障害や難聴に加えて、自閉症、LD、ADHDも、新たに対象になりました。

アメリカでは、LDという概念をつくったために、逆に学校の授業についていけない子どもが増えたという批判があると聞きます。子どもたちの発達が遅れているのではなく、教育指導力の発達が遅れているという批判です。この考え方に立つなら、通級指導などの方法は、子どもの分断だということになってしまうでしょう。

しかし、私はこの考え方にもなじめないのです。定型発達児（いわゆる健常児）にとっても、障害児にとっても、現在の学校や学級のあり方がすばらしいものだとは、とうてい思えないからです。学校が子どもたちを拘束する時間は、半分にまで減らされるべきです。残った半分の時間は、子どもが（あるいは子どものニーズと利益を勘案しながら親が）選択しうるように、多様なメニューが用意されるべきではないでしょうか。

もちろん、私の考えは、いまのところ支持者がほとんどいません。しかし、このような長期構想の中で問題を考えない限り、どちらへ転んでも大差のない施策が待っているだけではないかと思います。限られた中から「よりまし」なメニューを選ぶしかないのが、残念なことに現状なのです。

# 第二部

# 特別支援教育と学校

# はじめに

今日は、主催者のかたたちから、「文部科学省の批判になりそうなことだけは喋ってくれるな、あとは何を話していただいてもいい」と、言われています。もし、脱線しそうになったなら、注意をいただければ幸いに存じます。

いま、特別支援教育という名前の下に、さまざまなマニュアル化が、進行しています。つまり、発達障害を持っている子どもたちに対して、一種のマニュアルをつくることで対応していこうとする動きが、少しずつ出ているということです。

このような動きは、きっと養護教諭の皆さんがなさっている仕事とは、相反する流れだろうと思います。私の勝手な理解では、養護教諭のかたがたは、子どもたち一人ひとりがどういうニーズを持ち、あるいは、どういう利益を目指しているのかを考え、そして、そのニーズや利益を達成するために、どういうふうに環境を調整していくかを、仕事の中心に据えていると思っています。いいかえれば、子どもたち自身による、自然な成長力や回復力の妨げになるようなものを、いかに取り除いていくのか、そういうところに、皆さんがたの仕事はあるのだと、理解しています。

そうしてみると、昨今、一部において力を持ち始めているようにみえる、マニュアル化によって外部から子どもの成長を高めていこうとする動きは、じつは健康面からいうと、とても不健康なものということになります。非常に歪んだ形の成長を、子どもたちに押しつけていく結果になりかねないからです。

したがって、いま、一部で流行している、発達障害に対するマニュアル化と、どのように対峙しながら、皆さんがた一人ひとりの仕事を進めていくかが、大事になってきます。そういうお仕事の参考になることがらを、多少ともお話することができればいいと思って、参った次第です。

## 「軽度発達障害」――1

「特別支援教育」と相前後して登場した言葉に、「軽度発達障害」があります。この「軽度発達障害」という言葉は、皆さんがたが、どこかのもっともらしい研修に行かれたり、あるいは同僚のかたが、もっともらしい研修に行って帰ってくると、必ず口にされる言葉です。しかし、こんな言葉は、医学の中にも、福祉の世界にも、もちろん教育の世界にも、本来は存在しませんでした。また、世界的にいっても、あるいは、純粋な学問の範囲でいっても、いまだ存在していない言葉なのです。

ところが、一部の分野において、この「軽度発達障害」という言葉が、あたかも実体を持つものであるかのように、語られている。そこに大きな問題があると、私は思っています。

そこで、その問題から、少しずつ解説してみたいと思います。

「軽度発達障害」とは、いったい何を指しているのでしょうか。「発達障害者支援法」第二条には、次のように記されています。すなわち、「発達障害とは、自閉症、アスペルガー症候群その他の広汎性発達障害、学習障害、注意欠陥多動性障害、その他これに類する脳機能の障害であって、その症状が通常低年齢において発現するもの」と、定義されています。お気づきのように、ここには「軽度」という言葉は、含まれていません。

つまり、厳密にいえば法律の中に定められていない言葉なのですけれども、「発達障害者支援法」の対象として、「軽度発達障害」という言葉が、クローズアップされていることは事実です。そして、この言葉を使う人たちの勝手な解釈からいえば、知能が平均の範囲か、あるいは平均以上の子どもを、「軽度」と呼ぶと定義しているようです。

なぜ、知能が平均か平均以上という点が、強調されているのでしょうか。そこに一つのからくりがあるわけですが、そのからくりを歴史的な視点からたどってみることが、回り道のようにみえても、たいへん大事になってくると、私は思っています。その回り道を、いまから少しずつ、一緒に歩んでいただきたいのです。

いま読み上げたように、「発達障害者支援法」の定義では、脳機能の障害であることと、通常低年齢で発現することという二点が、強調されています。ところが、発達障害＝脳機能の障害というのは、一部の研究者が妄想的にそう思い込んでいるだけであって、脳に障害があることを証明した人は、誰もいないのです。また、これからも証明されないだろうと、私は思っています。ロケットがいくつも打ち上げられるくらいの資金を注ぎ込むことになるのでしょうが、決してそれは証明されないだろうし、少なくとも現時点で証明された事実は一つもないということを、指摘しておきたいと思います。

もちろん、親の育て方によって発達障害が生じるわけではありません。だから、そのことを強調するために、脳機能の障害だというのでしたら、それは必ずしも間違いではないし、そのような言い方をしてもいいでしょう。しかし、何度も言いましたように、それはあくまで仮説でしかありません。証明されていない脳機能障害説を、ことさら強調していくことに、根拠がないことも確かなのです。そうすると、通常低年齢において発現すること以外には、発達障害を特徴づけるものはないことに、本当はなるわけです。

## 「軽度発達障害」――2

「発達障害者支援法」の中には、自閉症を中心とする一連の障害と、それ以外の多動を中心とする一群の障害が、両方含まれています。これも、医学的には、本当はおかしいのです。どういうことかといいますと、あえてＷＨＯ（世界保健機関）によるＩＣＤ-10というマニュアルを援用するなら、次のようになります。ここでＩＣＤ-10を援用する理由は、マニュアルをもってしても、現下のマニュアル化には矛盾があるということを、述べたいためです。

自閉症を中心とする発達障害は、大きく分類すれば、「心理的発達の障害」という項目に属する障害です。それに対し、多動性障害をはじめとする多動の方は、「小児期および青年期に通常発症する行動および情緒の障害」という項目に属します。つまり、互いに別の項目に属しているものを、理由なくひと括りにしているという、学問的問題があるのです。

これだけを申し上げたのでは、ちょっとわかりにくいと思いますので、もう少し詳しく説明してみます。まず、注意欠如多動症という言葉は、ＩＣＤ-10では、単に多動性障害と呼ばれています。また、多動性障害は、「心理的発達の障害」に含まれずに、「小児期および青年期に通常発症する行動および情緒の障害」に含まれています。それは、なぜなのか。その理由は、ＩＣＤ-10の中の、次のような説明を読んでみれば、ある程度はわかります。

「体質的異常が、このような障害の成因として重要な役割をになうと一般的に考えられているが、現時点では特異的原因は不明である。『注意欠陥障害』を用いない理由は、まだ受け入れられていない心理学的過程の知識を含んでいること、さまざまな問題によって不安になったり、没頭していたり、『夢想的』で無感情な小児を含むことを示唆するから」。

わかったような、わからないような説明だと思いますので、もう少し解説してみたいと思います。簡単にいえば、アメリカとイギリスでは、多動性障害ないし注意欠如多動症の発生率に、四〇倍くらいの開きがあると、ずっといわれてきたのです。

アメリカでは、一〇〇人に二人くらいの割合で多動の子どもがいると、いわれ続けてきました。これに対し、イギリスでは、二〇〇〇人に一人くらいしかいないと、いわれていたのです。同じ資本主義の先進国でありながら、発生率に四〇倍もの開きがある病気や障害は考えられません。でも、アメリカとイギリスでは、そのような違いがあったのです。この差は、だんだん縮まってはいるのですが、いまだに大きな開きがあることは確かです。

なぜ、こんなにも大きな開きがあるかといいますと、アメリカでは、注意欠如多動症という診断そのものや、メチルフェニデート（リタリン）という薬による、子どもたちへの管理が乱用されている現状があるからです。もっといえば、アメリカでは、スパニッシュやアフリカン・アメリカンなど、白人以外の人々が住むコミュニティの学校が、たいへん荒れているわけですが、その荒れている学校の責任を、注意欠如多動症という個人病理に、求めているのです。そして、それを薬物的に管理していくアメリカのやり方、つまり、学校の病理を子ども個人の責任に還元し管理していくやり方のために、一〇〇人に二人もの注意欠如多動症児がいると、いわれるようになったのです。

他方、イギリスは伝統的に階級社会ですから、非常に整った学校と、それから荒れ果てた学校の、両方があるわけです。荒れ果てた学校というのは、単に学級が荒れている程度ではすまなくて、校門に校長先生が血だらけになって倒れているという現状です。だから、少々の多動くらいでは、問題にならない。いかにして教員の命を守るかとか、あるいは、学校で麻薬取引をしている場合がたくさんあるので、それをさせないためにどういう対策を立てるかといったほうが、はるかに重要なのです。そういう非行対策の側に焦点が当てられたため、多動はそれほど問題にされず、二〇〇〇人に一人くらいの低い割合になっていたのです。

イギリスの心理業界の人たちは、アメリカのような注意欠如多動症という診断名の乱用を、行なってはならないと警告していました。また、メチルフェニデートという薬剤を乱用してはならないとの、警告を発していました。この警告自体は、いまでも活きています。

このような理由によって、ICD-10は、注意欠如多動症ではなく多動性障害という名称を用いるとともに、「まだ受け入れられていない心理学的過程の知識を含んでいる」と、わざわざ解説を加えているのです。つまり、アメリカ一辺倒ではいけないとするイギリスの考え方が、反映されているということになります。

ところが、あたかもイラク戦争でイギリスがアメリカに追随していったように、多動に関しても、最近のイギリスは、アメリカを後追いする面が出てきました。診断基準、薬物の使用、親の団体による圧力の三つが、その背景にあるといわれています。

日本はどうかというと、イラク戦争に限らず、何でもアメリカに追随しています。この分野でも、そうです。本当は学校病理であるはずのものを、子どもの病理であるかのように、すり替えていく。つまり、子どもを管理することによって学校の安定をはかるという、まさにアメリカの発想を、取り入れつつあるのです。そのため、「発達障害者支援法」の中に、自閉症ばかりでなく、多動や学習障害と呼ばれるものを一緒にして、これらを全部、法の対象にしていったということができます。言い換えるなら、悪い意味での対象の拡大にほかなりません。

## 特別支援教育の対象――1

発達障害者支援法の対象が、いま申し上げたような、非常に悪い意味で拡大された対象だということは、おわかりいただけたと思います。ただし、この法律自体は、発達障害者支援センターの設置を別にするなら、なんら具体的な力を持たない、理念法です。

したがって、実践する場合には、学校へ行っている子どもたちに対しては特別支援教育を使いなさい、学校を卒業した年齢の人たちに対しては、障害者職業センターなどの、既存の障害者雇用政策を活用しなさい、という仕組みになっています。だから、特別支援教育の対象と発達障害者支援法の対象が一致するのは、その意味では当然なのです。

それでは、発達障害者支援法の対象が、特別支援教育という舞台へ持ち込まれたとき、皆さんはどのように考えるべきでしょうか。その問題を、主にアメリカにおける歴史的流れに沿って、申し上げてみようと思います。

最初に、自閉スペクトラム症についての、歴史的な流れを申し上げます。

自閉症といわれる子どもたちが「発見」されたのは、第二次世界大戦中です。これは、たいへん有名なので、皆さんの中にも、ご存じのかたが多いと思います。当時のアメリカには、ナチスドイツから逃れるように大西洋を渡ってきたユダヤ系の人々が、たくさんいました。そのうちの一人であったレオ・カナーは、勤めていた病院の診察室で、これまでの知的障害の子どもとは、どうも違う子どもたちがいることに気づきました。これを論文にまとめたのが、一九四三年です。

カナーによる自閉症の「発見」に際しては、知的障害とは区別される子どもたちがいるというところに、強調点があったのです。もう少し説明してみますと、当時の知的障害者は、戦争を遂行する上での、厄介者として扱われていました。国家にとって役立たない存在として、断種すなわち不妊手術を強制されていたのです。

このような流れに、さまざまな知的障害者施設の職員が、荷担していました。しかし、次第に施設における収容者の数が過剰になってきたため、それほど社会に害を及ぼさないだろうと思われる程度の知的障害者を、少しずつ社会へ復帰させていく動きが生じました。そのとき、児童精神医学の草分けとされているカナーは、「知的障害者を施設に収容しておくことには反対だ」と、主張するようになります。この主張は、もちろん正論であり、ナチスドイツから逃れてきた人らしい、人道的な発言だと考えられます。

ところが、カナーの理屈は何かといいますと、「知的障害者でも、この社会の中で、ごみ収集人の仕事ができるじゃないですか」とか、「アッパークラスやミドルクラスの人たちが嫌がる汚い仕事を、知的障害者がやってくれるおかげで、アッパークラスやミドルクラスの人たちは自らの仕事に専念できる」というものだったのです。だから彼らは社会に役に立つ、というのです。いまから思うと、ずいぶんひどい理屈としかいいようがないですけれど、当時のカナーは、それが人道的だと思って、そのように主張していました。

つまり、非常に優秀な児童精神科医であったカナーといえども、どこかで知的障害者を軽蔑していて、「収容しておくことには反対だが、社会の中では底辺で生活するのが関の山だ」という考え方が、色濃く染みついていたといえます。だからこそ、底辺にいるしかない知的障害者から、底辺にいなくてもよい一群の人々を区別することが、カナーにとってのモチーフになっていったのです。そのため、カナーは「自閉症児は賢そうな顔をしている」だとか、あるいは「作曲家の名前をたくさん覚えている」といった、特別な才能を重視して、希望を与えようとしたのです。

もっとも、カナーが抽出した子どもたちの転帰は、一〇年、二〇年とフォローアップしてみますと、その多くは施設の中に再収容されたままであったことがわかっています。施設の中で生涯を過ごしたり、あるいは命を落としていることが、明らかになっているのです。このように、希望に満ちた経過ではなかったことが後にわかるのですが、いずれにしても、「知的障害者とは違う」と、カナーは主張したかったのです。

このような伝統は、その後も結構、続いていくわけです。皆さんがたもよくご存じの、TEACCH（自閉症及び関連するコミュニケーション障害の子どものための治療と教育：Treatment and Education of Autistic and related Communication handicapped Children）という、自閉症の人たちを地域で支える哲学がありました。TEACCHは、アメリカのノースカロライナで生まれました。ところで、ノースカロライナという町は、小説家の山田詠美がはっきり書いていますが、白人じゃなかったら生きてはいけない場所でした。黒人だと、コミュニティの中で、とてもまともには扱ってもらえない町だったのです。

ノースカロライナに暮らす白人の親たちは、自分たちの自閉症の子どもをコミュニティの中で支えていくための方法を、編み出すことになりました。ここでも、貧しい人たちとは区別されたコミュニティにおける障害者というイメージが、湧きあがってくると思います。いまから振り返ると、眉をひそめたくなるでしょうが、これらは歴史的事実です。そのような、ある意味では冷酷な事実を、頭の隅にとどめておいていただきたいと思います。

## 特別支援教育の対象――2

それに対して、注意欠如多動症のほうは、どうだったのでしょうか。多動の子どもたちは、自閉症の子どもたちとは違って、むしろ貧しいコミュニティの中で、問題行動を起こす子どもたちという目で、見られていたに過ぎませんでした。ですから、これらの子どもたちをコミュニティで支えるという発想は、生まれてきませんでした。かわりに、多動を示す子どもたちは、脳に障害があるがゆえに、薬物によって管理されねばならないという発想が、かなり早い時期から出現したのです。その薬物とは、先ほども申し上げたメチルフェニデートにほかなりません。

繰り返すなら、自閉症に関しては、アッパークラスやミドルクラスで、しかも白人の子弟たちを、コミュニティでサポートするという発想があった。けれども、注意欠如多動症の子どもたちは、非白人であり貧しいコミュニティに属しているため、集団で薬物によって管理していこうとする発想があった。このように、非常に対照的な、二つの流れがあったということを、再度、指摘しておきたいと思います。

なぜ、このような歴史的視点が重要かという理由については、もう少し、私の話をお聞きいただければ、わかっていただけると思いますので、いまは事実を指摘しておくにとどめたいと存じます。

ここで付け加えておくなら、学習障害といわれるものについても、よく似た流れがありました。それは、どちらかというと、注意欠如多動症の考え方に近いわけです。やはり、脳に障害があって、読み・書き・計算などのうちの、一つの分野だけがうまくいかない子どもがいる。そういう仮説でしかない考え方に基づいて、処遇されてきた歴史があったのです。

ところが、学習障害に対しては、注意欠如多動症とは違い、薬物によって集団で管理するだけの方法ではなくて、別の形が模索されました。もっとも、自閉症の場合のように、コミュニティでサポートするところまではいかなかったのですが、ミドルクラスの学習障害の子どもたちに対して、個別に学力を高めていく必要があると、考えられるようになっていったのです。

要するに、個別の教育方法の開発によって、読み書きなら読み書き、算数なら算数の能力を、少しでも高めていく方向で、サポートしようとする流れが出てきたのです。いってみれば、自閉症に対する流れと、注意欠如多動症に対する流れの、ちょうど中間くらいの立場が登場したと理解していただければ、わかりやすいと思います。

ここまでが、特別支援教育の主な対象に関しての、歴史的な視点からの理解ということになります。

## 日本での流れ――1

アメリカでの流れは、いま申し上げた通りなのですが、日本の場合は、どうだったのでしょうか。

日本の社会では、ちょっと前まで、国民の九〇%以上が、自分たちを中流だと位置づけていました。いわゆる一億総中流の時代です。この傾向は、バブル経済崩壊後の不景気の中でも、ある程度は続いていました。いまは格差社会といわれていますが、最近まで日本の国民は、中流の生活水準を持っていると、自らを認識していたのです。

つまり、アメリカのように、自閉症はアッパークラスからミドルクラス、注意欠如多動症はアンダークラスというような形では、分解が起こっていなかった。起こっていなかったがゆえに、さまざまな団体の連帯が可能でした。自閉症児の親の団体、注意欠如多動症児の親の団体、学習障害児の親の団体に加えて、知的障害児の親の団体までもが、国会に対して発達障害者支援法をつくれと、圧力をかけることができた。それで、国会議員たちが、議員立法で、この法律をつくっていく流れが可能になったのです。

このように、格差社会といわれるようになってからも、一億総中流の遺産があり、そのた

料金受取人払郵便

本郷局承認

2201

差出有効期限
平成31年
11月30日まで
期限が切れても
切手を貼らずに
ポストへどうぞ!

返信

POST CARD

113-8790

[受取人]
東京都文京区本郷
1-28-36 鳳明ビル
批評社
批評アングル係

| 今回ご購入書籍名 | | |
|---|---|---|
| フリガナ<br>お名前 | 年齢<br>歳 | 性別<br>女　男 |
| 〒<br>ご住所 | | |
| 電話<br>FAX. | e-mail | |
| ご購入の方法 | ＊ 書店で（書店名　）<br>＊ その他（具体的に　） | |
| 本書を何でお知りになりましたか | | |
| このハガキを送ったことが　＊ ある　＊ない | 職種<br>専攻 | |

●上記個人情報の取り扱いには十分に注意を払い、目的以外の使用はいたしません。
●お名前とご住所以外は任意記入項目です。空欄があってもかまいません。

# 批評アングル

HIHYO-ANGLE

◉小社刊行物をご購読いただき、ありがとうございました。◉この本をお読みになったご意見やご感想を、ご自由にお聞かせ下さい。◉今後の出版企画の参考とさせていただきます。

◉お聞かせいただいたご意見、ご感想を小社のPR誌『**Niche**』や小社ホームページ（**http://hihyosya.co.jp**）に掲載させていただくことがございます。……掲載してもよい　＊Yes　＊No

料金受取人払郵便

本郷局承認

2201

差出有効期限
平成31年
11月30日まで
期限が切れても
切手を貼らずに
ポストへどうぞ!

返信

POST CARD

113-8790

[受取人]
東京都文京区本郷
1-28-36 鳳明ビル

批評社

書籍購入係

| | | |
|---|---|---|
| フリガナ<br>お名前 | 年齢　　歳 | 性別　女　男 |
| 〒<br>ご住所 | | |
| | | |
| 電話<br>FAX. | e-mail | |
| 今回ご購入<br>書籍名 | | |
| ご購入の<br>方法 | ＊ 書店で（書店名　　　）<br>＊ その他（具体的に　　　） | |
| 本書を何で<br>お知りになりましたか | | |
| 職種<br>専攻 | | |

●上記個人情報の取り扱いには十分に注意を払い、目的以外の使用はいたしません。
●お名前とご住所以外は任意記入項目です。空欄があってもかまいません。

## 読者の皆様へ

◉書店店頭でお求めの書籍が見つからない場合は、この購入申し込みハガキにご記入の上、お近くの書店へお持ち下さい。◉小社に直接お送り下さった場合は、ご記入のご住所に直接送本いたします。直接ご注文の際には、基本的に着払いでのお支払いをお願いいたしております（送料は無料ですが、振込み手数料260円をご負担いただきます）。◉銀行振込、郵便振込み等、他のお支払い方法をご希望の方はご相談下さい。クレジットカード決済にはご対応できませんので、ご了解下さい。

| 書　　名 | 本体価格 | 注文冊数 |
|---|---|---|
| | | 冊 |
| | | 冊 |
| | | 冊 |
| | | 冊 |
| | | 冊 |

## ●書店様へ

◉お客様が、この購入ハガキをお持ちになりましたら、取次店経由でご注文下さるか、直接小社にFAX（03-3813-8990）でご注文下さい。◉在庫の有無、出荷日などを折り返しご連絡いたします。

| ●番線・帳合・貴店名 | ご住所<br><br>電話<br>FAX.<br>書店ご担当　　　　　　様 |
|---|---|

めに団結しやすかったという背景が、あると思うのです。もっとも、各団体の間には若干の温度差があるようで、知的障害児の親の内部では、いわゆる「軽度発達障害」にばかり注目が集まることによって、新たな分断が生じることへの危惧が生じつつあるのではないでしょうか。

日本における流れを、もう少し細かく見ていくことにしましょう。言い換えれば、高機能自閉症だとか、アスペルガー症候群と呼ばれるものに注目が集まり、発達障害者支援法へと高まっていく背景には、何が介在しているのかということです。ちなみに、「高機能」とは、知能が平均か平均以上という意味であり、「軽度」と同じと考えて差し支えありません。また、アスペルガー症候群とは、広い意味での自閉症（自閉スペクトラム症）に含まれますが、言葉の数の遅れがみられないものを指します。

残念なことに、日本での関心の高まりは、散発する少年事件の加害者がこれらの障害を有していたと、メディアで大きく報道されたことがきっかけになっています。そういった報道によって、高機能自閉症やアスペルガー症候群についての関心が高まったという、悲しむべき現実があるわけです。こういう中で、発達障害そのものが、事件と直接的に結びつくかのような誤解が、流布されていったのです。

代表的な例をあげてみますと、皆さんの近くで起こった、二〇〇四年の佐世保市同級生殺害事件があります。あの事件については、精神鑑定が行なわれています。そして、家庭裁判所から発表された審判の決定要旨には、「アスペルガー症候群などにみられる特徴は一部に存在するけれども、そう診断できるほどには症状がそろっていない」という内容が、書かれていました。ところが、加害少女が収容された後に、長崎の児童相談所の所長さん（当時）が、わざわざ市民向けの講演会で、「あの少女は、アスペルガー症候群あるいは広汎性発達障害だった」と、一般の人々に対して、言っているのです。家庭裁判所の審判の段階では、そこまではっきり診断できないといわれていたけれども、施設に収容して調べてみると、やっぱり広汎性発達障害だったと、わざわざ言っているわけです。

私は、何かの妥当な根拠と目的があって、しかも市民の役に立つのであれば、そういうことを言ってもいいかもしれないと思います。しかし、その所長さんは、新聞報道で知りうる限りでは、根拠なく診断名を述べ、目的や市民にとっての意義に、一切触れていません。こういう発言が、公的な機関から飛び出すようでは、アスペルガー症候群や高機能自閉症が事件の直接の原因であるかのような、誤解は避けられないでしょう。

このことは強調しておかなければならないのですが、障害が直接に事件へと結びつくのではなく、障害を持った子どもにとって非常に生きにくい状況が、事件を生み出すのです。学校なら学校、地域社会なら地域社会で、障害を有する子どもが生きにくい状況があって、子どもたちが追い詰められている。追い詰められた結果、障害を持った子どもがまず、さまざまな被害をこうむることになります。

被害にあって自分自身が傷つき、それで初めて事件が起こりやすくなるのです。どうしてかというと、障害を持っている、持っていないに関係なく、自分を大事にできないことが、他人を大事にできないことにつながるからです。自分で自分を大事に感じていたら、他人も大事にすることができます。もし、自分自身が傷つけられて、自分のことを大切に思えない状態にあったなら、他人を大切に思うことが不可能になります。だから、障害の有無に関わらず、自分で自分を大切にできないような状況へと、子どもたちが追い詰められていることが、問題なのです。

佐世保の事件でいえば、小学校五年のときに、少女たちのクラスは学級崩壊の状態にあったことを、当時の担任は、メディアに対してはっきりと認めています。そして、学級崩壊に陥ったクラスを再生するためには、このたび命を落としてしまった転校生の少女に、すべてを任せておけばうまくいくと思ったと、正直に語っているのです。冷たい評価をするなら、教師がするべき仕事を放棄して、転校生の少女にすべてを任せるような方法を、採用したのです。

その後、六年生になると、転校生の少女や、今回の事件の加害少女を含む、数人のグループの中で、いざこざが出てきます。交換日記とかチャットの中で、いざこざが出てきた結果、そのグループから、加害少女が弾き出される構造が生まれました。グループから弾かれてしまうことは、小さな学校の中では、死ねといわれるのに等しいのです。

もし、一人でやっていく方がずっといい、グループや集団には価値がないんだという校風をつくっていれば、話は別でしょうけれど、残念なことに現実は、その逆でした。グループで友達がたくさんいることが正しくて、一人ぼっちは駄目だという、変な風潮が蔓延しているからです。そういう学校で、グループから弾き出されることは、その子どもに価値がないという烙印が押されるのと同じです。こうして、自分を大事にできなくなる。そして、最終的にナイフを手に取ったという現実があるわけで、障害ゆえに殺害を引き起こしたのではないのです。

## 日本での流れ──2

その他の事件でも、同じことがいえます。ここは九州ですから、佐世保事件の前に起こった二〇〇三年の長崎市園児殺害事件についても、私の考えを述べてみることにします。これは、幼稚園児を駐車場の屋上から、突き落とした事件です。発達障害ゆえに起こした事件だといわれていますが、そんなことは全然ありません。

この事件の加害少年は、実は小学校時代に、いじめの被害にあっています。いじめられて自分のペニスを傷つけられ、病院で治療をしてもらわないといけないほどの、被害にあっているのです。そのとき、「お前は男じゃなくて、女になるんだ」と言われて悩み、それで自分より弱くて小さい子どものペニスに対する関心が、高まっていった。そのため、幼稚園児を屋上へ連れていった。ところが、自分の予想外の場所に監視カメラがあるのを見て驚き、手を放したら園児が落ちていったわけで、殺そうと思って起こした事件ではないのです。

そういう背景を考えると、発達障害ゆえにペニスへの関心が高まり、そのために園児を殺したというストーリーは、成立しなくなります。そうではなく、いじめの被害にあい、自分を大事にできなくなったことが、事件の出発点です。そこから二次的に、ペニスに対する関心が高まり、監視カメラを見たことによる動揺が加わっているのであって、障害そのものが原因ではないのです。

ここまでお話すると、高機能自閉症やアスペルガー症候群を有する子どもたちへの関わり方について、皆さんがたの頭の中には、一つの考えが浮かんできただろうと思います。結局は、障害そのものを変えようとか、軽くするんだといった、思い上がった発想をきっぱりと捨てて、障害を持った子どもたちが自分を大事にできるような環境を、学校の中につくっていくことです。それが最も正しい支援になるのです。

ところが、現在は、障害にすべてを帰すような考え方が出現しつつあります。でも、そんな発想は、百害あって一利なしであることは、論をまちません。

## 自閉スペクトラム症のサポート

環境の整え方には、きっと皆さんがすでに実行されているような、時間や空間の構造化といった、多くの方法があります。ご存知のかたも多いでしょうが、ここで、その点について簡単に触れておくことにします。

たとえば、自閉スペクトラム症を持った子どもが、修学旅行に参加するとします。そのとき、もし何も予告せずに、いきなり知らない場所へ連れていったり、知らない乗り物にのせると、たいていは混乱します。逆に、十分な情報を提供するために、予め歴史年表のようなスケジュール表をつくり、家を出てから家に帰るまでの時間の流れを、目で見てわかるように示しておくと、混乱が少なくなります。これは、時間の構造化の一種です。

それから、何かの作業を終えるときを、例にとってみます。粘土細工なら粘土細工を終えるときに、たとえば三時二〇分になったら終えるのか、それとも三つ完成させたら終えるのかを、予め明示しておくことが役立ちます。われわれ凡人は、そういうところを曖昧にして、適当に終わらせますが、自閉スペクトラム症の子どもは、三時二〇分きっかりになったら、たとえ二つ半しかできていなくても、そこで終わらせる場合があります。逆に、三つ完成させるのが終わりだと思い込んで、三時三〇分になろうが四〇分になろうが、なかなか止めないこともあるわけです。したがって、時刻で終わりにするのか、個数で終わりにするのかを、始める前からわかるように、示しておくことが重要になります。こういった終わりの構造化も、時間の構造化に含まれます。

では、空間の構造化とは、どういうものでしょうか。スクールバスで座る席が、いつも同じという自閉スペクトラム症の子どもがいたとして、その席に別の子どもが座ったなら、大混乱が生じがちです。わがままだと誤解されることも少なくありませんが、それは違います。たとえば、もし、その子ども専用の座布団が用意されていて、それを目印に席を移ることがあると予め説明されていたなら、混乱の可能性は少なくなるでしょう。これは、空間の構造化の一例です。

それから、学級に自閉スペクトラム症の子どもが、四人いたとします。勉強をしたり遊んだりするとき、学校によっては、何を間違えたのか、四人の机を中央にくっつけて、お互いに顔が見えるようにして、勉強や遊びを行なっているところがあります。でも、いつもこのようにしていたなら、自閉スペクトラム症の子どもにとっては苦痛です。四人の子どもにとって適切な配置をしようと思ったら、四隅に机を配置して、いざとなったら机の傍のカーテンを引けば、誰からも見えないようにしてしまう。これが当然、正しいわけです。

以上、述べたことがらは、環境の調整に他なりません。つまり、子どもたちに対して、強制的に何かを訓練させることとは違うのです。

繰り返すなら、子どもたちを鍛えなおすことではないのです。子どもたちが、すくすくと育っていけるように、環境を調整することがもっとも大切であって、構造化と呼ばれるものは、環境調整の一つにほかなりません。

さて、先ほど私は、豊かな白人社会が、自閉症の子どもたちを地域で支え始めたという話を、歴史的な視点で申し上げました。構造化といわれているものも、その中で出現したアイデアなのです。TEACCHという、ノースカロライナでの流れの中から、構造化の考え方が出てきました。それは、日本でよく誤解されているような、自閉スペクトラム症を有する人をトレーニングするという発想ではなくて、その人たちが生きていくのにふさわしい、環境を提供していく哲学なのです。

このように考えてくると、いままで例としてあげた時間・空間の構造化は、自閉スペクトラム症を持っていない子どもにも役立つことがわかります。自閉スペクトラム症の子どもに関して工夫したことがらは、他の子どもにも役立つことばかりです。

たとえば、集団での一斉行動を無理やり実行させることは、しばしば自閉スペクトラム症の子どもにとって、地獄のような体験になります。運動会は自閉スペクトラム症児にとっては地獄と、よくいわれます。運動会の練習のために毎日、行進をさせられたり、一斉行動を強いられることは、集団行動が不得手な子どもにとっては、いうまでもなく地獄です。じゃあ、運動会に参加させなければいいのかというと、そういうわけにはいきません。弾かれてしまうことがあってはならないわけですから、参加しやすい方法を工夫することが必要です。そのために、どういう方法があるでしょうか。

一つの例を、あげてみます。絵の好きな子どもがいたとします。運動会の練習の時間には、誰かと一緒に大きな垂れ幕をつくり、絵を描く。そして、運動会が始まったら、二階の窓から、その垂れ幕を、その子どもが垂らす。すると、たいへん目立つ参加の仕方になります。こういう参加の方法を、採用すればいいのです。

これは、自閉スペクトラム症を持った子どもにとって、いい参加の仕方ですが、別に自閉スペクトラム症の場合に限る必要はありません。障害の有無にかかわらず、こういう参加の仕方を、いろいろと工夫して行なえばいいのです。みんなが違った参加の方法をとれば、運動会だって、豊かな文化になっていきます。何も、北朝鮮のようなマスゲームを行なう必要はないし、平和国家なのに軍隊のような行進をする必要はないのです。ですから、いろんな参加の仕方を工夫していけば、非常に豊かなアプローチになるといえるでしょう。

まとめるなら、自閉スペクトラム症の子どもに対しては、その子どもを取り巻く環境を、いかに調整していくかが大切です。同時に、そういった環境調整は、障害を持っていない子どもに対しても役立つという考えで、対処されることが必要なのです。

## 注意欠如多動症のサポート

それでは、注意欠如多動症は、日本でどのような扱いを受けてきたのでしょうか。これも残念なことに、ひと昔前に流行った学級崩壊という言葉とともに、注目が集まった歴史があります。

最近は、学級崩壊という言葉を、耳にすることが少なくなりました。それは、もちろん、学級崩壊そのものが、減少したからではありません。あまりにも広がってしまって、特別に珍しい現象ではなくなったからです。他方で、学級崩壊という言葉の減少と反比例して、注意欠如多動症という言葉が、目につくようになりました。

ちなみに、これらの言葉の流行には、例によって、新聞のキャンペーンが影響しています。

新聞でもテレビでもいいのですが、たとえば引きこもりに対するバッシング・キャンペーンをはって、それで死者が出て初めて反省をする。「引きこもり狩り」と同じで、「注意欠如多動症狩り」や「学習障害狩り」に、メディアの一部は参加したと非難されても、仕方がないと私は思います。

いずれにしても、学級崩壊の犯人として、注意欠如多動症が槍玉にあげられたことは確かです。しかし、学級崩壊の原因は本当に注意欠如多動症なのだろうかと、改めて考えてみると、そうじゃない場合がほとんどだと思います。なぜなら、注意欠如多動症ないし多動性障害には、一年歳をとるごとに、必ず一年分だけ多動の程度が軽くなるという、例外のない特徴があるからです。一年歳をとっているのに、逆に多動がひどくなるなら、それは多動性障害ではありません。

ですから、小学校一年のときに多動じゃなかったのに、二年生になって授業中に立ち歩きを始めたなら、それは多動性障害ではありません。このように、例外のない原則に照らしあわせてみると、多動性障害とはいえない子どもたちに、誤ってレッテルを貼っている場合が、少なくないことがわかります。

それから、いつでもどこでも多動じゃないと診断してはいけないという、これも例外のない原則があります。学校でも、百貨店でも、家庭でも、どこでも多動である場合が、多動性障害なのです。逆に、ある場所では多動だけれども、別の場所ではおとなしいなら、多動性障害とはいわないのです。こういう基準から考えてみますと、ずいぶん怪しい代物が多動性障害の中に含まれている。そういう、悲しむべき現状があります。悲しむべきというよりも、許されない現状といったほうが、正確かもしれません。

では、ほんとうに多動性障害あるいは注意欠如多動症であれば、どうサポートすればいいのでしょうか。

さきほど、一年歳をとるごとに、必ず多動は軽くなると申し上げましたから、何もしなくていいというのが、正しい結論です。なぜなら、例外なく軽くなっていくわけですから。中学を卒業しても、「多動で立ち歩いています」なんていう人は、まずいません。だから、何も対策を立てる必要はないのです。

もちろん、怪我をするようなことがあってはいけませんから、回りに怪我をしやすい物や、火傷をしやすい物を、放っておかない配慮は必要です。それさえしておけば、多動自体に関しては、何の対策も立てる必要はない。自然に軽くなっていく行動に対して、何も対策を立てる必要がないのは、当然でしょう。

注意欠如のほうはどうかというと、この特徴は大人になっても残る人が、けっこういます。皆さんの中にも、注意が集中しない人は、かなりいるんじゃないかと思います。でも、注意は、集中しすぎないほうがいいのです。石川憲彦さんが、よくおっしゃることですが、いつも集中してばかりというのは、人間にとって、とても危険なのです。どこかでバランスを崩してしまいますから。

プロ野球の選手だろうが、サッカーの選手だろうが、やはり集中するのは一瞬であって、集中しない時間が、けっこう含まれているのです。ましてや、われわれのように、スポーツ選手でも何でもない者からいえば、集中しているときのほうがごく一部であり、そうでないときが大部分です。そうじゃないと、人間の健康にとって、非常に危うい事態になってくるからです。

きょうの私の講演が一〇〇分くらいの予定だとして、それが一二〇分に超過しても、皆さんは集中して座っていられるでしょうか。子どもたちの場合には、一〇分しか集中できない人や、五分しか集中できない人がいるわけですが、結局、一二〇分ないし一〇〇分か、あるいは一〇分ないし五分かという違いがあるだけで、二四時間にわたって集中できる人は、絶対にいません。

つまり、あくまで、相対的な違いでしかないのです。だから、一〇分間なら集中できるのであれば、その一〇分間で可能なことをすればいいのです。小学校の低学年くらいなら、一〇分間でも、かなりたくさんの読み・書き・計算を、行なうことができます。決してできっこないと予想される四〇分なんていう目標を立てずに、一〇分という目標を最初に立てておいて、「一〇分間だけ集中してやりましょう」と言えばいいのです。一〇分を過ぎれば、「あとは集中しないでいいです」という時間をつくれば、何も問題はない。

その後、一〇分を一二分に、それを次に一四分にと、小刻みに延ばしていけばいいのです。しかし、一〇分であったものを、いきなり二〇分や三〇分へと、延長してはいけない。可能だと予想される範囲で延長し、そのなかで達成感を味わってもらうことが、最も大切なのです。

そうすれば、メチルフェニデートという薬も、基本的にいらなくなります。しかし、メチルフェニデートを使うことは、ゼロではありません。どういう場合に使うかというと、家でも多動のため危険なくらいであったら、使わざるをえないという場合が、例外的にはあると思います。でも、家で使う必要がないのに、学校では使う必要があるといった考え方は、ちょっとバランスを欠いているのではないでしょうか。だから、家でも学校でも、両方で使ったほうが役立つだろうと思える場合にのみ、ごく例外的に使うことはありうると、私は考えています。

例外的にというのは、次のような意味です。メチルフェニデートは、ずっと飲みつづけていると効かなくなりますから、数ヶ月間限定で使う。そういう条件付きで使うということはありえますが、どんな場合でもこの薬剤によって管理しなくてはならないという考えは、行き過ぎです。とくに、「悪い行動をするから薬で治さないといけないんだ」といった説明は、子どもの自己尊重感を低下させるだけです。そうではなく、何かやりたいことがあって、それを成し遂げるための補助として用いるという説明が、正しいでしょう。

このように考えてみますと、多動性障害ないし注意欠如多動症の子どもへの対策は、極端にいえば、何も必要ないということになります。こういう考え方は、多動性障害を持っていない子どもにも、応用可能なのです。多動性障害を持っていない子どもでも、科目によっては集中できなかったり、あるいは行事の内容によって、集中できないことがあります。そういうとき、集中できると予想される範囲を、回りの教師たちがうまく定めておいて、その範囲で達成できそうな課題を提供すればいいのです。そうすれば、本人には「よし、もうちょっとやってみよう」という気持ちが、湧いてきます。仮に算数に集中できなくても、一〇分くらいだったら集中できるので自信がついてきたということは、ありうるわけです。そういうやり方は、多動性障害以外の子どもにも役立つでしょう。

## 学習障害のサポート

それでは、学習障害（限局性学習症）のほうはどうなのかというと、これについては、学校の先生がたはあまり問題にしていないんだという、説があります。算数の先生だったら、「自分は算数の専門家だよ」という自負があるので、「教え方が上手くなくて困る」とは、なかなか反省しないわけです。また、算数のできない子どもは昔から何割かはいたという経験を持っていますから、そういうものだと思っている。ですから、学習そのものをめぐって、学校の先生がたが困っているという話は、あまり聞きません。

では、子どもが困っているかというと、そうでもないのです。ほんとうに算数を上達させたいと思っている子どもは、学校以外の場所で教えてもらおうと考えています。反対に、どうでもいいと考えている子どもは、別に成績が悪くても、それほど学校には期待していません。だから、学習そのものでは、それほど困ってはいないのです。

ところで、医学の概念でいう学習障害と、特別支援教育や発達障害者支援法でいう学習障害とでは、カバーする範囲が、まったく違います。医学での範囲は、非常に狭いんですね。

たとえば、読字障害といって、文章をうまく読むことができない障害があります。歴史の本を朗読したり黙読したりはできないのだけれど、横で誰かが読み上げてあげれば、ちゃんと意味がわかって理解できるということがあるわけです。そういう場合は、補助者が読み上げてあげればいいわけで、それで何も問題はありません。

書くほうができない子どももいます。書けないけれども読めるのであれば、ワープロソフトでの入力は可能です。そうであれば、ワープロソフトを活用してもらえばいいことになります。

算数障害で、筆算はできないけれども、電卓は使えるという子どももいます。そういうときには、電卓を使ってもらえばいい。

医学でいう学習障害とは、そういうものです。ですから、その特質に応じた方法を採用すればいいという話になります。逆に、教育でいう学習障害は、漠然とした広い意味になります。ただ、さきほども申し上げたように、学習そのものでは誰も困っていない。それなのに、なぜ、今日のように問題視されるのでしょうか。

それは、学習障害と呼ばれる子どもの一部に、多動などの、大人から見て困る行動が、伴っているからです。その中には、誤診も含まれます。実際は多動性障害であったり自閉スペクトラム症であるのに、それが見逃されて、教育でいう学習障害というレッテルのみが貼りつけられている場合がある。そういう、一種の誤診にもとづいて、問題視されていることが少なくないのです。

## 再び発達障害者支援法について

さきほど、発達障害者支援法が議員立法でできる過程では、いくつかの親の団体が、連合してこの法律の制定を求めていったという話をしました。その過程での事情について考えておくことが、皆さんがたが対応を考える上で、きっと役立つと思いますので、ここで再び回り道ですが、この法律ができる時点での状況に、焦点を当ててみることにします。

発達障害者支援法は、何度もいうように、議員立法でできあがった法律です。このときの議員連盟の会長は、橋本龍太郎でした。しかし、当時は日本歯科医師会などからの政治献金問題があって、彼は身動きがとれませんでした。そこで、代わりに議員連盟を動かしていたのが、野田聖子・元郵政大臣でした。それから、公明党の議員さんもいて、身近に自閉スペクトラム症の子どもがいらっしゃるせいもあるからだと聞いていますが、一所懸命に議員連盟で活動されていたようです。

さて、議員連盟の一部からは、発達障害者支援法の目的は「堂々たる納税者」をつくることなんだという声が、聞こえてきました。一方で、この法律をつくる運動をしていた、親の団体に近い心理学者たちの間からも、同じ声が聞こえてきました。国会議員が先に言い出したのか、心理学者のほうが先なのか、それはわかりません。しかし、一種のレトリックだとしても、あまりにも稚拙で、私は自分の耳を疑いました。

税金を納める人だけが、国家にとって必要な人間だと受け取られるわけで、とんでもない発言に違いありません。「直接税を払わない企業はあるけど、民衆はみんな間接税(消費税)を払っているぜ」という、半畳の一つも挟みたいところですが、このような声には、それなりの背景があるのです。

つまり、「堂々たる納税者」という発言の背景には、この法律の対象である子どもは、実際上は「軽度発達障害」である。だから、それまでの知的障害とは違うんだという考え方がある。あるいは、いわゆる高機能自閉症であって、貧しいコミュニティに住む人たちとは異なるという発想が、流れているのです。

日本の社会は、繰り返し申し上げている通り、かつては九割以上の人々が、自分たちを中流と考えていました。その遺産は、いまでも残っています。そこで、中流階層として、子どもがそれにふさわしい生き方を進めるための施策を行なってほしいということで、このような法律が求められたわけです。このことが、「堂々たる納税者」という言葉に、反映されています。

繰り返すなら、少なくとも当初の目的は、中流階層のわが子たちが、経済的に豊かな（最近はそうでもありませんが）日本の社会の中で生きていくために、一人ひとりを見捨てないような、学校教育あるいは労働を含む社会参加を、親たちが求めていったというところにありました。そこに、この法律の出発点があったのです。

## 専門家とは何か

ところが、この法律ができあがってみると、必ずしも中流階層の親たちの利害には結びつかない方向へ、シフトしていく懸念が出てきました。それは、マニュアル化であり、いわゆるマクドナルド化ということです。

マクドナルド化という言葉は、次のような意味で使われています。すなわち、マニュアルを決めておいてお客に働かせ、コストを切り詰めて儲けるのです。言い換えるなら、先に私が申し上げた、適切な環境の提供とは、逆の方向だということになります。

皆さんがたの同僚で、もっともらしい研修会に行かれた人に尋ねてみられるとわかると思いますが、最初にスクリーニングということで、心理検査や発達検査の真似事をやる。やって悪いわけではありません。それなりの修練を積めば、すぐには気づかないような所見を得ることができますから、悪いわけではないのですが、でもそれで篩《ふるい》にかけるのが専門家だと信じているなら、それは誤解以外の何ものでもありません。

最近は、「〜士」や「〜師」のように、「士」や「師」をつければ専門家になるらしくて、いろいろな資格が登場しているようです。私は、阿呆らしくて、いちいち名前も覚えていませんが、いわば資格のインフレーションとでもいうべき状況にあります。

しかし、私の師匠筋の先生がよくおっしゃっていた言葉によれば、一〇人の子どもたちと一〇年間付き合うことが、専門家になる最低基準なのです。たとえば、多動性障害の専門家になろうと思ったら、多動性障害の子ども一〇人と、一〇年間付き合った人が専門家であり、それさえあれば他の免状はいらないわけです。逆にいえば、免状なんかあっても、一〇人と一〇年間付き合っていない人は、専門家とはいえません。

講習会に行って、篩い分けの検査を覚えても、「一〇人・一〇年間」の経験がなければ、マニュアルに頼るしかありません。私が直接知っている馬鹿な例をあげてみますと、家で「気を付け！」の練習を、一分間できるように、三回繰り返すというのがあります。家で、「気を付け！」の練習なんかを、誰が喜んでやるでしょうか。そんなのは、できるほうがおかしいのです。

それを喜んでやる子どもがいたらおかしいと、皆さんだったら思うかもしれませんが、大真面目にそんなプログラムを、講習会で習ってきているのです。注意を集中させるためにと称して、「気を付け！」をしても、何の役にも立ちません。「どうせ、俺は駄目な子だ」という、結果をもたらすだけです。それは、確かなことです。

繰り返して述べるなら、こういう方法がまずい結果をもたらすのは、次のような理由に基づいています。自分で自分を大事にできる子どもを育てるのが目標なのに、馬鹿なプログラムをつくって実行させようとすることにより、「自分はそれさえできない、駄目な子だ」とか、「言いつけを守らない駄目な子だ」というように、自分で自分を低く扱ってしまうからです。そこが、たいへん大きな問題なのです。

同じような例をあげれば、枚挙にいとまがありませんが、いま申し上げたのは、そのうちの一つの例です。では、子どもに対して、そのようなプログラムを組んでいる「専門家」がいたとして、その親はどう思うでしょうか。たとえ発達障害者支援法の成立を願った親だったとしても、多くのかたは、そういう方法を認めたくないと思うでしょう。

そんな方法を採用するために、発達障害者支援法を推進したのではない。学校の中でも、社会の中でも、自分たちの子どもが安心して住める場所がなかったから、それを確保するために法律を求めたのであって、変な訓練を受けるためにこの法律の成立を願ったのではない。そう思う人が、きっと多いと思います。

でも、残りの一部には、こういうやり方を歓迎する親もいることは確かです。歓迎する親がいるから、そんな指導をする自称「専門家」でも、飯が食えるわけです。そういうやり方を、一部の親と自称「専門家」が、結託してつくってしまうとたいへんです。片方が賛成していなければいいのですが、両方が賛成してしまうと、子どもはたまったものではありません。「気を付け！」をして当たり前、それができなかったら「駄目な子」になるわけですから、子どもは立場がありません。

わざわざそういう考え方を推し進めて、自分の子どもに辛い思いをさせる親も、一部にはいるでしょう。ただ、最初から親がそう信じて推進しているのかといえば、そうではないと、私は思います。途中から、どこかで余計な情報が入った結果、親が不安に陥れられる。そのために、いま例にあげた「気を付け！」のような、わけのわからない方法に、賛成してしまうのです。

## 学校をどう選ぶか

だから、勝負は最初のところです。ちょうど入学する前後の時点が、最初の勝負になるのです。この時点で変な情報を刷り込まれて、たとえば「気を付け！」ができないと駄目だとか、特別な訓練を受けないと駄目だといわれると、不安の結果として、何割かの親は、それを信仰してしまいます。したがって、入学の最初のところで、変な考えを刷り込まれないようにしていくことが、とても大切だと思います。

具体的にいうと、以下のようになります。どの学校を選ぶのか、そして、どの学級を選ぶのかを、親は入学前に必ず悩み考えます。何を親が悩み考えるかというと、もちろん、子どものニーズがどこにあるか、子どもの利益がどこにあるかを、めぐってです。どこそこの特別支援学校がいいのか、それとも地元の小学校がいいのか。あるいは、特別支援学級か、普通学級かの選択について、悩むわけです。

そのときに、見学を重ねて、かつ、学校側と情報交換をし、親なりに考えた上で選ぶことができればいいのですが、そうなっていない場合も、現実には少なくありません。検査結果から見て、一方的に「この学校がふさわしいです」とか、あるいは「あなたのお子さんは何々障害ですから、この学級がいいです」と、勧められてしまうのです。

そうなると、よほどしっかりした親なら別ですが、そうでなければ圧倒されて、思考停止になってしまいます。その結果として、「やはり訓練を受けないと駄目だ」、「訓練ができないようでは駄目な子になる」と、親が思い込んでしまうのです。ですから、最初にどの学校や学級を選ぶかについての相談の過程で、変な訓練を最重視するような情報を入れないようにして、逆に、子どものニーズや利益を最大限、重視した形での情報交換を行なうことが、必要になってくると思います。

こういった考え方を、別の角度から述べることもできます。

発達障害者支援法が、学校の中で、あるいは社会の中で、子どもたちが伸びのびと生きる方向へと作用すれば申し分ないのですが、どうもそうはなっていないのです。学校のあり方を変えていく、あるいは社会のあり方を変えていくのではなく、自己責任という方向へとシフトしつつある現状がみられます。ここでいう自己責任とは、親の責任を含むものです。

自己責任が強調されると、喜ぶのは政府です。子どもが生きやすい社会をつくるために、政府は何もする必要はなく、ただ個人や親の責任にするだけでいいからです。せいぜい、「政府は訓練の仕組みをつくりました、あとは自己責任でそれを活用しなさい」というだけでいいのですから、政府は楽です。反対に、困るのは結局、子どもなのです。

そう考えると、昨今の新自由主義社会の中で、子どもが犠牲にされていくおそれが、高まってきます。（発達障害者支援法は後に改正され、障害は個人の中にではなく、社会との間に存在する障壁として定義されるようになりました。）それに対して、皆さんが、本来の姿勢に立ち返ることができるかどうか。一人ひとりのニーズがどこにあり、その子どもの利益がどこにあるかを慎重に見極め、一律のマニュアル化とは異なった方法を工夫していくことが、大事になります。

## 発達は大事なものを捨てていく過程

発達障害とりわけ自閉スペクトラム症とは、私は、いわば人間の原点のようなものだと考えています。

たとえば、『イワンの馬鹿』という、トルストイの作品があります。その中には、おそらく自閉スペクトラム症だろうと思われるエピソードが、いくつか出てきます。その一つとして、イワンが、悪魔から説明を聞く場面があります。悪魔は、「仕事は頭でやるものだ」と、しきりに強調します。しかも、「頭で働くことは、頭が割れるほど痛い苦労を伴う」とも述べるのです。

そこでいわれている、頭でやる仕事とは、いわゆる頭脳労働のことです。でも、悪魔の説明を聞いたイワンは、よく理解できず、はたして頭でする仕事とは何だろうかと、考え込みます。たぶんイワンは、たとえば額で釘を打ち付けるのが「頭で働く」ということの意味だろうかなどと、考えたのでしょう。自閉症者は、比喩的表現が苦手で字義通りにとらえがちですから、そのように考えてしまうのも頷けるところです。

一方の悪魔は、頭で働くことについて、イワンの国の人々を前に、ずっと演説をしつづけます。そして、結局、おなかがすいたためにふらっとして、演説台から逆さまに、梯子を頭で打ちつけながら、ガタガタと落ちていってしまうのでした。それを見てイワンは、「なるほど、頭で働くのは、たしかに頭が割れるほど痛いことに違いない」と、納得するのです。

この話の前にも、自閉スペクトラム症らしいエピソードが、『イワンの馬鹿』には含まれています。たとえば、イワンにとって、兵隊とは単に歌をうたう人間であり、金貨とは子どもの玩具にすぎません。つまり、戦争や資本といったおぞましい概念が、イワンの国にはないのです。同様に、頭脳労働のような、働かずにお金を右から左へ動かして、金利で稼ぐといった発想も、思いつきません。

これらは、人間存在の原点を現していると、私は考えてきました。詳しくは、私の上梓した本を読んでいただければありがたいのですが、そこまでいわない人でも、「自閉症者は、生まれながらの民主主義者だ」という言い方はしています。他人の裏をかくとか、腹を探るといったことを、まったくしないという意味です。

だから、自閉スペクトラム症を有する子どもが、だんだん発達していく過程、つまり、われわれのような凡人に近づいていく過程は、実はいろいろな大事なものを、失っていく過程でもあるのです。発達や成長とは、何かを獲得していく過程ばかりではなくて、大事なものを少しずつ捨てていく過程でもあるということです。

もちろん、自閉スペクトラム症を有する子どもたちに対して、いろいろと教えなくてはならないことはあるでしょう。たとえば、交通ルールを教えないと、一人で出かけるときには危険です。逆に、教えておけば、ルールを守りすぎるくらいに守りますから、一人で外出できる空間が広がっていきます。

だから、確かに教えないといけないのですが、それらを教えるということは、人間存在の原点のような純粋さを、少しずつなくしていくことでもあるのです。そういう寂しさを伴った行為でもあるということを、養育に携わる人々は、知っておかねばいけないと思います。

発達という名の下に、何かを付け加えることだけがすばらしいのだと考えると、当の子どもにとっては、どういう人生が待ち受けていることになるでしょうか。それは、言うまでもないと思います。苦手なことを克服してばかりで、それで一生を終わる人生が待ち受けているわけです。そんな人生が、楽しいはずがない。苦手なことがらを克服したときだけ誉められるという人生が、楽しいわけはないのです。

どうしても伝えないといけないこと、教えないといけないことについては、小刻みに少しずつ、そうすることが大事です。反対に、得意なことは、いくら伸ばしていただいても結構です。こだわりだから抑えなくてはいけないということは、ないのです。こだわりの中でも、自分の楽しみにつながるこだわりだったら、どんどん伸ばしていけばいいのです。

得意なこと、好きなことはどんどん伸ばしていって、苦手なことはほんの少しずつ補うというのが鉄則です。それを逆にして、苦手な面を補うことばかりに力を注ぐ人がいます。得意な面は放っておいて、苦手な面ばかりを見つけだし矯正しようとする対応が、多すぎると思います。そういうマニュアル的な対応が進められがちなご時勢ですが、そのような対応が、子どもの人生を豊かにするはずはありません。

子どものニーズや利益を考えることと並んで、子どもにとっての楽しみや豊かさとは何かを考えることが大事です。そのことに、ほんの少しだけ知恵をめぐらせれば、どの方法が正しくて、どれが間違っているかは、自ずと明らかになるだろうと思います。

## さいごに

昨今の特別支援教育をめぐる言説の中で、自閉スペクトラム症を有する人たちの数は、全児童の〇・八％だといわれています。これは、さまざまな医学統計と合致する数字です。一方、特別支援教育の対象となる子どもは、総計で全児童の六・三％にのぼるとされています。六・三％という数字については、実はトリックが隠されているのです、きょうは文部科学省の批判になるといけませんから申しませんけれど、トリックが隠されているため、信用できない数字なのです。しかし、自閉スペクトラム症の〇・八%（より正確には一〜一・二%）という数字については、とりあえず信用してもいい。

皆さんがたは、特別支援教育をするのだったら、「人も物も金もよこせ」といわなくてはならないでしょう。それは、たいへん大事な問題です。そのとき、まず〇・八%分だけでも、つまり自閉スペクトラム症の療育や教育に必要な予算だけでも、当面の獲得目標にしてはどうでしょうか。

自閉スペクトラム症の教育に必要な分だけは、予算を増やす。たとえば、補助教員等を普通学級に配置する。あるいは、必要な部屋を整備するのにも、お金が必要だと思います。そういう予算を積み上げていって、最低限それだけはまず確保するのです。

他方、学習障害については、それぞれの教科の先生にお任せする。多動性障害については、本人の自己価値を低下させない工夫のみが大事で、あとはあえて何もする必要がない。だから、当面は自閉スペクトラム症のサポートに全力をあげて取り組み、経験を積み重ねるのです。その後、それらの経験を、障害を持っていない子どもにまで拡大していくのがいいと思います。

こんなことをいうと、学習障害や多動性障害の子どもを放っておいていいのかという、お叱りを受けることと思います。でも、いらないことをしなければ、彼ら／彼女らは、必ず、すくすくと育っていくのです。いらないことをしているから彼ら／彼女らは、自己価値を低下させているのであって、いらないことをしないような環境調整こそが、先決なのです。

だから、学習障害や多動性障害に関しては、過剰診断を反省して、水増し分についてのレッテルを剝がすことが、まず必要になります。そうした上で、残った少数の子どもについては、自閉スペクトラム症の場合と同様に、人員や物品を要求することが必要になるでしょう。

その他、話し残したことも少なくありません。それらの点については、私が編纂した『自閉症スペクトラム』という本や、『心の病いはこうしてつくられる』という、石川憲彦さんと私の共著（いずれも批評社）を、ご覧いただければ幸いに存じます。

# 第三部

# 発達障害と少年事件の神話

## 発達障害に関する誤解とスティグマ

発達障害に対する関心が高まっています。しかし、その背景には、障害と少年／刑事事件との関係をめぐる誤解が存在することも確かです。第三部では、マスメディアによって報道された事件に即しながら、発達障害への三つの誤解に基づくスティグマ（烙印：不名誉や屈辱を引き起こすもの）についての検討を行ないたいと思います。

### 「発達障害が事件を引き起こす」という誤解

アスペルガー症候群を有する少年が惹起した事件として大きく報道されたものに、二〇〇〇年の豊川市における主婦殺害事件[*1]があります。ただし、この事件に対する名古屋家裁の決定要旨には、障害が事件と直接的に結びつくものではないと明記されていました。

同様の内容は、二〇〇三年の園児誘拐殺害事件[*2]に対する長崎家裁の決定要旨にも記されていました。しかし、この決定要旨には、事件の背景および動因（ある出来事を引き起こす一連の要因）として、以下の三点が指摘されていました。すなわち、父母の養育態度が加害少年のコミュニケーションの拙さや共感性の乏しさに拍車をかけたこと、男性性器への関心と共感性の乏しさにより園児の性器に対する暴行が生じたこと、性器への関心は強迫症状と考えられることです。これらの指摘により、決定要旨は事実上、アスペルガー症候群の存在が事件をもたらしたと断言するに等しい内容になってしまいました。他方で、加害少年が過去にいじめられ、そのために自らの性器に治療を要するほどの外傷を負った事実は、等閑視されてしまいました。

だが、アスペルガー症候群などの自閉スペクトラム症は、事件の動因とはなりません。ハウリン[*3]は、違法行為の「原因」となる自閉症もしくはアスペルガー症候群の特徴として、（1）自分の行動が他人におよぼす影響を認識できない、（2）強迫的に追い求める、（3）人の表情や周りの状況について理解できない、（4）他の人に利用される、（5）規則を頑なに守

---

＊1　一七歳の少年が、「人を殺してみたかった」という理由から、主婦を殺害した事件。検察庁での精神鑑定では「退屈からの殺人」とされていたが、家裁における精神鑑定により、少年はアスペルガー症候群を有しているとされた。

＊2　一二歳の中学生が、四歳の幼稚園児を誘拐し、立体駐車場の屋上から転落死させた事件。精神鑑定により、中学生はアスペルガー症候群を有しているとされた。また、中学生が児童自立支援施設へ送致されるに際しては、強制的措置が可能との文言が付記されていた。

＊3　P・ハウリン『自閉症　成人期にむけての準備』（ぶどう社）。

ろうとするという五点を指摘していますが、これらはいずれも形式面での特徴であって、動因とはいえないのです。

事件の動因は、発達障害を有する人が惹起した事件といえども、事件ごとに異なっているはずです。逆に、共通すると考えられるのは、加害少年の自己価値（自分で自分を大切に思うこと）を極度に低下させている可能性です。上述した園児誘拐殺害事件の場合に即して考えると、両親の養育や、いじめられ体験をめぐる周囲の対応が、自己価値の低下を少年にもたらしていなかったかどうかという点こそが、問われるべきであろうと思います。

なお、自閉スペクトラム症以外の障害に関しても、たとえば注意欠如多動症の子どもは、後に素行障害を経て反社会性人格障害の成人に至るといった主張が、一部においてなされています。しかし、このような主張は、あまりにも表面的といわざるをえません。多動や注意集中困難に対するいたずらな叱責が、障害を有する子どもの自己価値を低下させることによって、非行への閾値《いきち》を低くしているという面を見逃してはならないからです。

## 「軽度の障害は取調べや裁判に影響がない」という誤解

二〇〇四年に生起した奈良県での強制わいせつ傷害事件[*4]においては、高校一年の少年に対して、奈良家裁が「非行事実なし」の不処分決定を下しました。少年は広汎性発達障害（自閉スペクトラム症）を有しており、自白の信用性に疑問の余地があるという理由からでした。

とくに、IQが五七から七五程度の軽度知的障害を合併している場合は、誘導尋問の影響を受けやすいことから、被暗示性・作話・黙従が生じやすいという事実が、学術的にも知られています。このような意味で、奈良家裁の決定は、安易な取調べに歯止めをかける意義を有しているといえるでしょう。

他方で、取調べや裁判の過程において発達障害の存在が顧みられず、結果的に虚偽の供述を強いられている場合も少なくありません。狭義の冤罪事件ではないのですが、浅草レッサーパンダ帽事件[*5]は、その一例です。この事件には私も弁護側証人として関与し、自閉スペクトラム症の存在が考慮されないまま取調べが進められたことによって事件の動因が誤解

＊4　下校中の女子中学生が後ろから両手で口をふさがれ、逃げようとした際に顔を殴られて軽症を負った事件。逮捕された少年は、取調べにおいて「下校途中にやった」とメモを書いたが、家裁送致後は一貫して否認した。

＊5　二〇〇一年、東京都台東区の路上で、短大生が当時二九歳の男性により包丁で刺され、失血死した事件。裁判において弁護側は、男性が広汎性発達障害（自閉スペクトラム症）である可能性を指摘して、殺意を否認した。東京地裁は、「広汎性発達障害に該当するかどうかはともかく自閉傾向がある」、「悪質な通り魔殺人である」として無期懲役の判決を下した。

され、猟奇的性犯罪であるかのような誤解に基づく起訴が行われている点などを指摘しました。たとえば、被告人は当初、被害者と「一緒にいたかった」と述べているだけであったにもかかわらず、被害者を「殺してでも自分のものにしたかった」へと供述を変遷させられて、ついには「死体を氷づけにして保存」という不可解な陳述へ誘導されていることに関する矛盾を指摘しました。しかし、東京地裁の判決は、軽度の知的障害および「自閉傾向」は認められるが責任能力に影響はないと述べるにとどまり、捜査や公判において正確な陳述が得られていたか、被告人が自らを防御する能力が考慮されていたかなどについては、ほとんど言及しませんでした。

自閉スペクトラム症を有する人の場合には、コミュニケーション能力の不十分さから自己を防御することができないために、事実に反する動機や犯行態様を供述させられてしまう場合があります。とりわけ、知能検査における全IQのみが一人歩きして、その詳細が解析されていない時には、軽度の知的障害と「自閉傾向」はあるが取調べや裁判には影響がないという誤解が生じやすいのです。その結果、事件の真実とはかけはなれた判決がもたらされてしまい、それが障害をめぐるスティグマを拡大する要因となるのです。

## 「重大事件には厳罰が有効」という誤解

二〇〇一年の改正少年法では、重大犯罪を起こした一六歳以上の少年は原則として検察官送致（いわゆる逆送）となり、また一四～一五歳であっても逆送が可能になりました。逆送の拡大に関しては、改正時点より、厳罰化への道を開くという批判がありました。被害者感情や社会正義の視点から厳罰化を支持する意見もありますが、逆送がなされた場合には（地裁から再び家裁へ移送されない限り）、少年院送致などの保護処分によって更生をはかる道は閉ざされてしまいます。

さて、二〇〇四年における、高校生が中学時代の同級生の母親を殺害した石狩市での事件*6では、札幌家裁が、検察官送致ではなく中等少年院への送致を決定しました。加害少年がアスペルガー症候群を有していると認定した上で、「刑事罰では更生が達せられず、保護処分が相当」という理由からでした。

＊6　高校一年生の少年が、卒業アルバムを見て中学時代のいじめを思い出し、ナイフを準備して同級生の家を訪ねた。しかし、同級生が留守だったため、同級生の母親を殺害した事件。地検は刑事処分相当として、いわゆる逆送を求めていた。

いくつかの少年院においては、わずかずつではありますが、発達障害を有する少年に役立つプログラムが導入されつつあります。そもそも、少年院の処遇システムは非行行動の変容に目標を絞り、学習理論・行動理論に根拠を置いて展開されてきたため、認知行動療法・生活技能訓練・集団討議・集団行動訓練・役割活動等の「インフラ」が、もともとから整備されているという指摘もあります。反面、少年刑務所では、同様のプログラムは現在、導入されていません。このような現状を考えますと、札幌家裁の決定は、妥当なものと考えていいでしょう。

付記しますと、先述した長崎市の園児誘拐殺害事件以来、一四歳に満たない触法少年に対して、長期にわたる児童自立支援施設への強制的措置（閉ざされた空間で少数の大人としか接することができない処遇）を許可する決定が相次いでいます。強制的措置は本来、逃亡を防ぐ趣旨で設けられているものですから、やはり厳罰化を目的としていると考えざるをえません。しかし、本当に必要とされているものは厳罰化ではなく、発達障害を有する少年たちにふさわしいプログラムの導入ではないかと思います。

# おわりに

「発達障害が事件を引き起こす」という誤解は、事件の動因や背景を覆い隠してしまうことを通じて、発達障害に対するスティグマを生みやすくします。また、「軽度の障害だから通常の裁判が可能」という誤解は、事件の真実とは無関係なストーリーを貼り付けることによって、発達障害を有する人へのスティグマを拡大していくことになります。さらに、「重大事件には厳罰が有効」という誤解は、不適切な処遇による発達障害へのスティグマを強化する結果につながります。

少し以前までは、少年/刑事事件の加害者が有する発達障害の見逃しが、大きな問題でした。発達障害という診断の乱用は論外にしても、見逃しが問題であることについては、現在もかかわりがありません。しかし、今日においては、さきに述べた三つの誤解に基づくスティグマに関する熟慮もまた、同時に問われているのです。したがって、司法関係者のみならず、医療・教育・報道などに携わる人々は、発達障害の特質を認識した上で、誤解によるスティグマを生み出さないよう、留意する必要があります。

# 第四部
# 自閉スペクトラム症の周辺

［エッセイ］

# 1 自閉症論の原点・再論

## 1●映画

このところ、自閉スペクトラム症を主題にした映画が散見されるようになりました。たいていは善意の塊のような映画ですから、文部科学省あたりは、きっと推薦を出したくてしかたないに、ちがいありません。しかし、それらの作品群を観たとき、いつも私はどこかで異和を感じるのです。たぶんその異和は、主に自閉スペクトラム症を有する人々を異星人に喩える方法、すなわち**「エイリアンの隠喩」**に由来していると思っています。

たとえば、『シンプル・シモン』（アンドレアス・エーマン監督）というスウェーデン映画では、アスペルガー症候群を有するシモンにとって最も安心できる場所は、宇宙船に見立てたドラム缶の中だとされています。また、『そばにいるよ!』（床波ヒロ子監督）という日本映画では、監督が撮る被写体は車椅子に乗った別の監督で、その別の監督が撮影しているのは『星の国から孫ふたり』（米国バークレーにおける自閉症の早期発見・早期療育をたたえた門野晴子の同名本の映画化）だということになっています。つまり、宇宙船に乗ってやってきた、あるいは異星からやってきたという隠喩にほかなりません。

このようなエイリアンの隠喩は、この間、急速に主張されるようになった文化多様性（私も主張したことがあります）という考え方と、同一の位相にあるのでしょうか。ここが、自問の出発点です。

## 2●文化多様性

前提として、文化多様性について整理しておくことにします。[1]

まず、自閉スペクトラム症などの非定型発達と凡人すなわち定型発達との違いは、異常か正常かという違いではない。そうではなく、肌の色の違いなどと同じだから、ともに尊重されなければならないという考え方が、**多様性発達**（neurodiversity）です。非定型発達者と定型発達者との共存を目指す考え方といえるでしょう。ただし、多様性発達の根拠とされている遺伝子などの神経学的要因は未だ証明されていないこと、また、多様性発達の発現として例示されるものは成功した非定型発達者の能力に偏りがちであること、といった問題が残されています。

次に、自閉スペクトラム症を有する人のコミュニケーションを、ウィトゲンシュタインの言語ゲーム概念を援用しつつ、聴覚障害者のサイン言語と同様の文化的表現として位置づける考え方が登場しました。それが**文化多様性**（cultural diversity）です。たしかに、自閉スペクトラム症を有する人々にとって、インターネットを介した言語ゲームへの参入は、ウィトゲンシュタインの言う生活形式すなわち自閉症文化へとつながるものでしょう。ただし、聴覚障害者の文化が、手話を介しつつも日本社会やEU社会といった別の文化概念へと溶融していく場合があるのと同様に、インターネットによるコミュニケーションを介するというだけであれば、自閉症文化は定型発達者の文化へと収斂してしまうかもしれません。「（自閉スペクトラム症を有する人は）シリコンバレーで働ける」といった言説は、その一例です。

それでも、自閉スペクトラム症を有する人々と有さない人々とのあいだの交流を、異文化間交流になぞらえる方法は、一定の有効性を含んでいます。南アフリカに暮らす人々と、日本に暮らす人々と、インドネシアに暮らす人々が、互いに交流しようとすれば、それぞれの地域の歴史・言語・風習などを（いいかえれば文化を）知ることが必要です。同様に、自閉スペクトラム症を有する人々と有さない人々が、互いの歴史・言語・風習などを（いいかえれば文化を）知ることは、共存のための必須条件といえるでしょう。

では、南アフリカ・日本・インドネシアといった比喩を、火星・地球・未知の天体Xという比喩へ置き換えても、本質は同じなのでしょうか。必ずしも同じとは言えない部分があるような気がします。火星人の歴史・言語・風習を知る方法はSF小説の中にしかないし、未知の天体Xの文化は現在の私たちには全く知りようがないからです。つまり、あまり良い隠喩とは言えないのではないでしょうか。

### 3●隠喩

Broderickら(2)によると、自閉スペクトラム症をめぐる隠喩に共通するバリエーションは、「異空間へ引きこもる」と「異空間からやってきた」の二つだといいます。つまり、**「エイリアンの隠喩」**です。また、自閉スペクトラム症に関する言説でしばしば用いられる医学的・疾病学的隠喩としては、「壊れた」「修理の必要がある」という意味の**「機械の隠喩」**があるといいます。

たしかに「エイリアンの隠喩」には、「機械の隠喩」が内在しているようです。つまり、自閉スペクトラム症を有する人の脳は、化学物質が不足しているか機械配線が故障しているかの、いずれかだとするような隠喩です。ちなみに、前者はニコラス・ローズという人の述べる神経化学的自己であり、後者はエリザベス・ファインという人の述べる神経構造的自己であると、美馬[3]は対比させています。

神経化学的というのは、機械としての脳の仕組み自体に問題はないが、そこを流れる物質の性質や量に異変があるという隠喩です。最近のオキシトシン仮説などが、その代表でしょう。また、神経構造的というのは、脳の部品が壊れていたり配線がおかしいという隠喩です。少し前のミラーニューロンネットワーク仮説などが、その代表でしょう。

だが、それらを自閉スペクトラム症の成因と考えるのは行き過ぎだと、私は思っています。この手の仮説では、それらが登場してしばらく時間がたつと、他の障害や病気でも同じ現象が出現することがわかってくるとともに、反対の事実も明らかになることが常だからです。

## 4●脳仮説

**オキシトシン**は、昔から子宮平滑筋に働く物質として知られていましたが、近年は「愛のホルモン」（出来の悪い比喩ですが）などと呼ばれています。オキシトシンには他者との信頼関係を築きやすくする作用があると考えられているため、自閉スペクトラム症の「治療」に有効だとする研究者がいます。一方で、自閉スペクトラム症に限らず、うつ病や愛着障害にも有効だとする研究者もいます。つまり、「他人の気持ちがわからない」と決めつけられた人たちに対し、次々と投与されようとしているのです。

他方で、この物質が民族中心主義（ethnocentrism）を助長するという研究[4]があります。もともとオキシトシンは、仲間集団内部での警戒心をゆるめるかわりに、集団外部に対しては攻撃的にさせることが知られていましたから、決して不思議な結果ではありません。こういう結果に鑑みるなら、自閉スペクトラム症（や、その他の精神疾患）の「治療」に用いることには、慎重さが求められるべきでしょう。

**ミラーニューロン**のほうはどうでしょうか。このニューロンは、自分が物を取ろうとして手を動かしたときに発火するだけでなく、相手が物を取ろうとして手を動かすのを見るだけで発火することが、サルの研究で明らかになりました。このとき、サルは自分の手を動かしてはいないのです。そこから類推して、自閉スペクトラム症では相手の意図が読めないのだから、ミラーニューロンが働いていないのではないか、それが自閉スペクトラム症の「成因」ではないかと考える研究者が出てきました。しかし、統合失調症その他の疾患でもミラーニューロンが働いていないと指摘する研究者もいます。他方で、ミラーニューロン現象を抑止する「逆ミラーニューロン現象」とでもいうべきものが、脊髄領域で生じているとする研究[5]もみられます。

ここでも、私たちは慎重であるべきでしょう。ミラーニューロンの機能とは、模倣を意味しているに過ぎないのではないか、という疑問を払拭しえないからです。模倣を意味しているに過ぎないなら、このニューロンはファシズムニューロンではないか[6]、という比喩ならぬ揶揄も成り立ちます。

どうやら、「機械の隠喩」は、それが神経化学的であれ神経構造的であれ、適切に現実を反映しているとは言い難いようです。だとすると「機械の隠喩」を内在させている「エイリアンの隠喩」もまた、現実の適切な反映とは言い難くなります。

## 5●社会脳

そもそも、ヒトのミラーニューロンの存在は、サルのそれのようには明確に実証されていない、という指摘があります。以下に、藤井[7][8]による優れた啓発書から、一部を抜粋してみます。

――「僕には他者の意図推定が可能であるという前提そのものに、何か問題があるように思えます。むしろ、他者の意図を正しく推定するというよりは、僕たちの脳は、世界はこう動くであろうという、勝手な思い込みで環境を予想しているという考えのほうが自然な気もするのです。」「僕たちの結果では、腹側運動前野の神経細胞は自己の動きと他者の腕の動きを区別し、さらにその腕の左右も区別している〔中略〕ミラーニューロンは、脳の広範囲から同時に記録する大規模神経細胞活動記録が一般化することで消えて行くファンタジーかも知れません。」

——「僕はモジュール仮説という、脳の特定の部位に特定の機能を当てはめる考えに懐疑的です。むしろ、高次機能のほとんどが、複数の脳領域がつながるネットワークの中で、柔軟かつ動的に実現されているという考え方をとっています。ミラーニューロンの考え方には、そのようなネットワーク的な発想があまりなく、発展性に乏しく、せっかくの素晴らしい発見を閉じ込めてしまっている〔後略〕。」

こうして藤井は、「他者の意図理解というのは解決不可能な不良設定問題」とした上で、ミラーニューロン仮説は便利な「ブラックボックス」であるが、それは考えることの放棄に等しく、科学者として問題だと結論づけています。

ミラーニューロン仮説の延長上に**社会脳**を想定する精神医学言説に接したときに、私たちが感じる異和の根拠が、ここに全て記されているといっていいでしょう。そういえば、モジュール的精神医学言説のほとんどは社会脳を「ソーシャルブレイン」と表記していますが、藤井は「ソーシャルブレインズ」と複数形で表記していました。やはり、モジュール的言説すなわち単数形の脳の故障を想定する学説は、捨て去った方が良いようです。

## 6●感覚説

これまでに自閉スペクトラム症の成因論をめぐっては、心の理論仮説、求心性統合仮説、実行機能仮説など、多くの仮説が立てられてきました。しかし、それらもまた単数形の脳の故障を想定した仮説の範囲を出るものではありませんでした。（ここで思い出したのですが、私は、心の理論に関するテストであるサリー - アンの課題を、自閉スペクトラム症を有する成人に対して実施した学会発表を聞いたことがあります。その発表の結論は大したことがありませんでしたが、それとは別に、私は被験者である自閉スペクトラム症を有する人の回答に共感しました。ご存じのとおり、この課題は「サリーがいない間に、いたずらなアンがビー玉をバスケットから箱に移したが、戻ってきたサリーはビー玉を取り出すために、どこを探すでしょうか」というクイズです。その被験者の回答は、「どこを探すかはサリーとアンの関係性によって異なる」というものでした。単数形の脳の故障言説を超えた名答というべきでしょう。）

これらの陰で、**感覚説**を自閉症論のバックボーンに据える考え方は、なぜか注目度を低下させていました。自閉スペクトラム症を有する人々の多くが、五感の敏感さや鈍感さを抱え、かつ視覚的理解と聴覚的理解とのあいだのギャップを抱えているにもかかわらず、です。単数形の脳の故障という言説が最も成立しやすい領域での仮説であるにもかかわらず、と言い換えてもいいでしょう。

ところが、ドナ・ウィリアムズ(9)による体験の記述は、感覚説に新しい光を当てるものでした。彼女は、生後間もない時期の感覚を〈自分なし、他者なし〉と記述しています。これは「悟性による歪曲がおこる前の〔世界と・引用者註〕一体化した状態」であると、説明されています。彼女によると、その次に生まれる感覚は〈自分のみ、他者なし〉で、これは「自分を一人の人間として感じとる」状態だそうです。また、〈自分なし、他者のみ〉という感覚も生まれますが、これは「みなに紛れている」状態であり「わずかな身体意識しか持たない」のだそうです。そして、これらの感覚システムの先に成立するのが、悟性による解釈システムであると述べられています。

ドナは、「多様な自己認知《アイデンティティ》を得た人たち」は、「感覚システムと解釈システムを行き来」できると記しています。つまり、自分が世界と一体化した最初期の感覚システムによって周囲と交流することもできるし、他方で解釈システムを用いて周囲からの援助を求めることもできるというのです。

## 7●再び文化多様性について

文化多様性とは必ずしも**空間的概念**であるとは限らず、**時間的概念**でもあるはずです。たとえば、都市と農村は空間的差異のようにみえますが、都市住民が半ば一方的に農村にノスタルジアを感じることがありうるのは、両者の差異が時間的（都市も過去には農村だったという意味です）でもあるからです。

そう考えるなら、ドナ・ウィリアムズのいう**感覚システムと解釈システムとの差異**は、自閉スペクトラム症を有する人と有さない人との差異ではなく、最初期の感覚を未だ多く持ち続けている人と、わずかに最初期の感覚を残してはいても多くを失いかけている人との差異ということになります。すなわち、二つのシステム間の差異は、絶対的ではなく、相対的です。ドナの言葉を借りて言い換えれば、程度の差はあれ「私たちの多くが感覚システムの残像を、ありとあらゆる様相で持って」いるのです。

加えて、ドナは「エイリアン」について、次のように記しています。

──「エイリアンについての（解釈に基づいた）空想《ファンタジー》……は……解釈的な人類をはなはだひとりよがりにし、主導権を握っていると感じさせるに違いありません。」

──「私たちの中には『エイリアン』も存在しているのだということを受け入れることから始めるのがよいでしょう。」

ここでようやく、本稿の冒頭に記した二つの映画に対する私の異和の本質が何であったかに、気づくことができるようになりました。映画に含まれる「エイリアンの隠喩」は、「機械の隠喩」を内部に据えることによって、まだ凡人の中にもわずかに残されている感覚システムを、はじめから全く持っていないかのように解釈してしまったのです。その結果、解釈的空想としての「エイリアン」が引き寄せられました。だが、私を含む観客の多くは、感覚システムの残像を保持していることに、漠然とではあれ、どこかで気づいています。だから、「ひとりよがり」で解釈的な「エイリアン」の空想に、異和を感じたのです。

## 8●連続体

ここで少しだけ回り道をしてみます。

自閉スペクトラム症というときの**「スペクトラム」**とは、通常は現象の連続性という意味で使われます。つまり、古典的なカナー症候群の見かけをとる自閉症の子どもから、それらの特徴が見えにくくなった成人まで、本質を同じくする連続体という意味です。そして、その指標がいわゆる三つ組の特徴であることは、改めて言うまでもありません。

ところで、立岩真也の『自閉症連続体の時代』(みすず書房)に対する石川[10]の書評は、「生きることの全体性と連体性(引用者註・石川からの私信によると、連帯のイメージが中心だが、連続体という言葉と掛け合わせ、さらに身体性を持った共同体的生活のイメージも浮かべながら、〈連体〉と表記したのだそうです)のなかに『連続体』という言葉を位置づけようとしたのではなかろうか」と記しています。これが、スペクトラム=連続体の、もう一つの意味です。たとえば、典型的な自閉スペクトラム症を有する人の苦しみも、全く有さないように見える凡人の苦しみも、ともに新自由主義が支配する世界における苦しみという点では連続しています。石川の解釈は、端的に言えば、そういう意味なのでしょう。

そこに第三の意味が加わることになります。一人の人間の中に、多かれ少なかれ、感覚システムと解釈システムが同居している。もちろん両者の比率はそれぞれ違っていて、ドナのように感覚システムが多く残存し、しかも二つのシステムのあいだを自由に行き来できる人から、感覚システムの残存度が乏しく見つけにくい凡人までの、連続体が構成されている。

そういうイメージです。感覚システムを、私たちの内部に残る原初の「エイリアン」と、言い換えることもできるでしょう。いずれにせよ、このようなイメージが成り立ったとき、「エイリアンの隠喩」も「機械の隠喩」も、もはや不要になるに違いありません。

## 9●支援

かつて、小澤[11]は、次のように語っていました。

――「それは障害というものではなくて『ひとりひとりの個性だ』みたいなことは、ぼくは恥ずかしくて、よういいません……寝たきりの重度心身障害児をみて『あれはひとつの個性です』ってことは、正直いって、医者としてようい いません。」

この部分は、美馬[3]もまた引用しています。神経化学的自己や神経構造的自己に代表される脳多様性論には、「下からの医療化」という側面と「上からの医療化」という側面がある。従来の上からの医療化（医療者による医療化）には、いわゆるレッテル貼りなどの問題があったが、だからといって医療化をすべて否定することはできない。なぜなら、マイノリティとして平等に取り扱ってほしいという自己主張に示されるような、下からの医療化（当事者運動と結びついた**脳多様性**という立場）の必要性を否定できないからだ。そういう文脈の中で、小澤の発言が引用されていたのです。

実践レベルでは、この美馬の指摘どおりで、私もいいと思っています。しかし、もう少し抽象度を高めて述べるときには、**支援とは文化交流**にほかならないという視点を、維持すべきではないでしょうか。

以前、私は、「発達とは、**人間存在の原点**から遠ざかること[12]」と述べたことがあります。発達は、持って生まれた自然を手放し、不自由さを身につける過程です。だから、定型発達者たちは、常に人間存在の原点を失う危険を、免れることができません。

人間存在の原点を失わないためには、感覚システムへ自由に行き来できる非定型発達者との交通が不可欠です。これが文化交流であり、支援が双方向性であるゆえんです。このことと関連して、私は、自閉スペクトラム症を有する人々と凡人たちとの関係を、インド・ヨーロッパ祖語が様々な言語に分かれていった過程になぞらえて、説明したことがあります。インド・ヨーロッパ祖語に相当するものが人間存在の原点であり、祖語の特徴を残すサンスクリット語が自閉スペクトラム症を有する人々に相当し、比較的新しく派生したアルバニア語や英語は定型発達者に相当するという比喩です。

いま改めてこの比喩を、ドナ・ウィリアムズの言う「感覚システム」「解釈システム」と対比させて示すなら、次の三つの図のようになります。

これらの図も、「個性」「エイリアン」「機械」と同じく、比喩であることに違いはありません。しかし、どちらが本質に近づいた比喩であるか（ということは、どちらが双方向性の支援

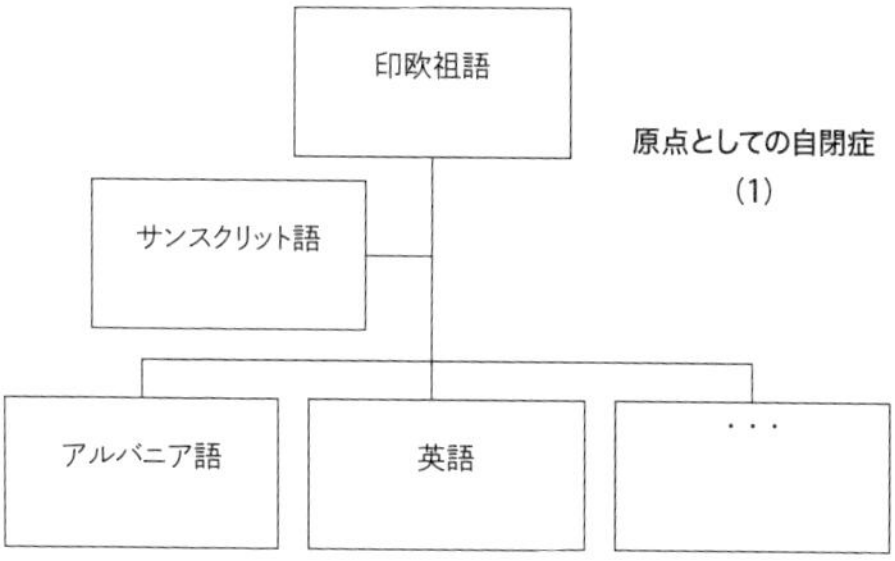


原点としての自閉症
（1）

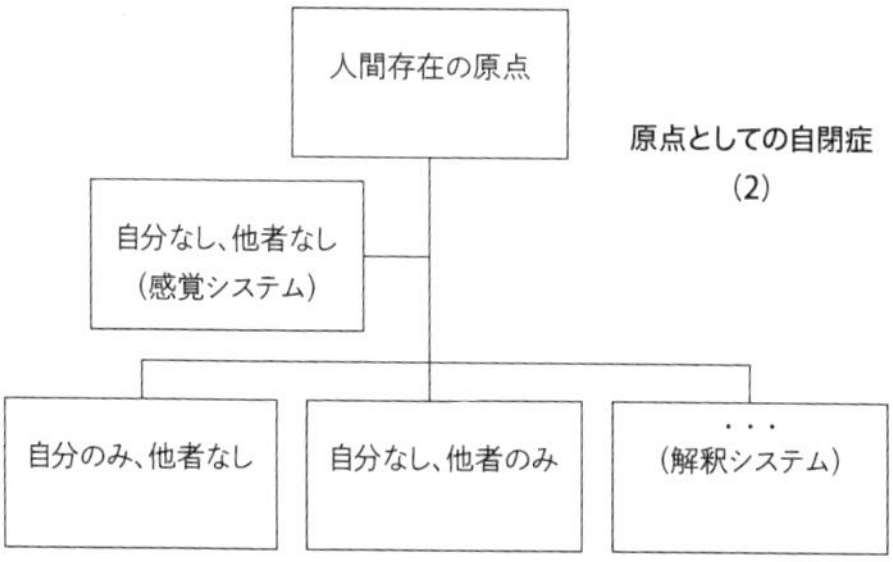


原点としての自閉症
（2）

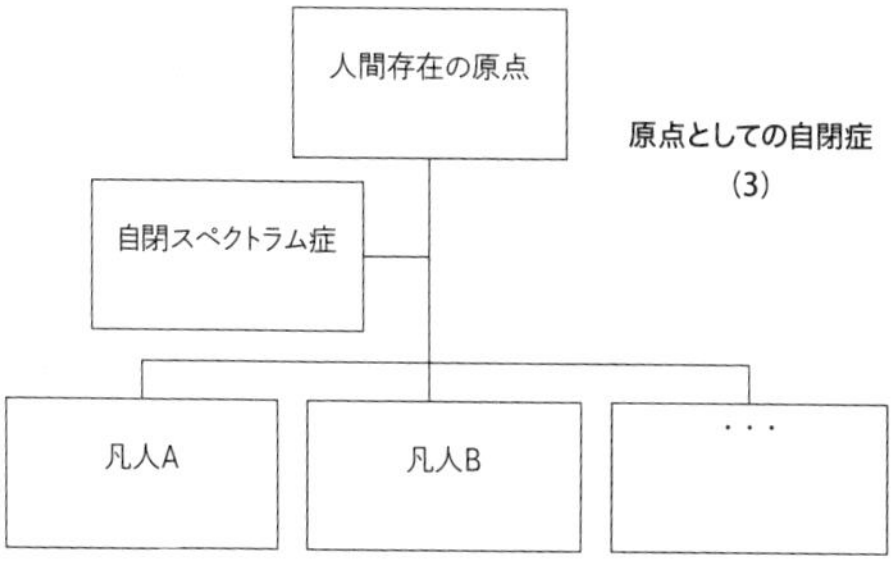


原点としての自閉症
（3）

を示す比喩であるか）は明らかだと、私は思っています。


[文献]

（1）高岡健：文化多様性からみた自閉症スペクトラム．学校健康相談研究９：12－19（2012）
（2）Broderick AA & Ne'eman A: Autism as metaphor: narrative and counter-narrative. International Journal of Inclusive Education 12; 459-476（2008）
（3）美馬達哉：脳多様性論．情況別冊思想理論編３：81－99（2013）
（4）De Dreu CKW et al.: Oxytocin promotes human ethnocentrism. PNAS 108: 1262-1266（2010）
（5）Baldissera F et al.: Modulation of spinal excitability during observation of hand actions in humans. European Journal of Neuroscience 13: 190-194（2001）
（6）美馬達哉：脳のエシックス．人文書院（2010）
（7）藤井直敬：つながる脳．新潮文庫（2014）
（8）藤井直敬：ソーシャルブレインズ入門．講談社現代新書（2010）
（9）ドナ・ウィリアムズ（川手鷹彦訳）：自閉症という体験．誠信書房（2009）
（10）石川憲彦：書評『自閉症連続体の時代』．精神医療78：156－160（2015）
（11）小澤勲：自閉症論再考．批評社（2010）
（12）高岡健：自閉症論の原点．雲母書房（2007）

# 2 発達障害の「増加」をどう考えるか
## ――医療現場から

対人関係やコミュニケーション上の難点をもつ人たちをアスペルガー症候群や「高機能」自閉症として抽出していく動きと、知的障害者の中に自閉スペクトラム症を「発見」する動きの二つが進行し、発達障害の診断が「増加」しました。今後は、これらを障害でなく多様性発達ととらえることにより、知的障害とのあいだの分断線を消せるかが重要です。

### はじめに――発達障害の「増加」とは何か

発達障害は、知的障害・自閉スペクトラム症・発達性言語障害（コミュニケーション症）・学習障害（限局性学習症）などを含む幅広い概念であり、その出発点は一九六〇年代米国の人権運動にまでさかのぼることができます。（したがって、しばしば用いられる「発達障害と知的障害は違う」といった言説は、明らかな誤りということになります。）ちなみに、注意欠如多動症を発達障害に含めるべきかどうかについては、未だ医学上の最終合意には至っていません。

これらのうち、つとに「増加」が指摘されているのは、もっぱら自閉スペクトラム症に関してです。かつては一万人につき四〜五人とされていた自閉症の有病率は、後の調査では二二人と報告され、これに「軽微」な自閉症（一万人に三六人）を加えたスペクトラム全体では、一〇〇〇人あたり約六人の有病率と考えられるに至りました。そして、今日では一〇〇人に一人以上と考えられるようになっているのです（L・ウィング著、久保紘章他訳『自閉症スペクトル』東京書籍、一九九八年）。

「増加」部分には、二つのグループが含まれています。一つは、これまでは「健常」と考えられていた人々のグループであり、他の一つは、かつては知的障害としてのみ診断されていた人々のグループです。では、このような「増加」の理由は何でしょうか。たいていの医師や研究者たちは、診断基準と症例確認技術の変化によるものだと考えています（石坂好樹「自閉症の有病率研究の最近の動向――自閉症は増えているか『障害者問題研究』三四巻四号、二八四頁）。他方で、ワクチン・感染症・重金属への曝露などを挙げる研究者がいないわけではありませんが、それらを原因と考える仮説は、いずれも否定されているか、少なくとも実証されていません。

それでは、医学における自閉スペクトラム症の「増加」は、診断基準と症例確認技術の変化が、単独でもたらした結果なのでしょうか――これが、私たちが問うべき第一の課題です。

右に記した「増加」とは一般人口における「増加」を意味していますが、患者として診察室へやってくる人たちの数も「増加」しています。たとえば、自閉症の推計患者数（調査日当日に病院や診療所で受診した患者の推計数）は、一九九三年に六〇〇人だったものが、二〇一一年には一八〇〇人を数えるという結果になっています。つまり、何らかの意味で事例化（というよりも医学化）される人々の数もまた「増加」しているのです。

このような「増加」の理由は、自閉スペクトラム症の有病率自体が「増加」していることからだけでは、説明が不可能です。（たとえば、知的障害の有病率は、知能指数が標準偏差に基づいて定義されている以上ほぼ一定のはずなのに、推計患者数は一万六〇〇〇人から一万人へと減少しています。つまり、知的障害を有する人たちの事例化ないし医学化が少なくなっているということです。）それでは、自閉スペクトラム症を有する人たちを、事例化あるいは医学化させる要因とは何でしょうか――これが、私たちが問うべき第二の課題にほかなりません。

第一の課題と第二の課題は、互いに連関しています。二つの課題に対する回答を得るために、私たちは、まず社会の中で診断と無縁だった人たちへ自閉スペクトラム症の概念が侵入していく過程を考察し、次いで知的障害を有する人たちの中から自閉スペクトラム症が「発見」されていく過程を検討することにしたいと思います。

## アスペルガー症候群と「高機能」自閉症概念の社会への侵入

アスペルガー症候群は、自閉症の特徴を備えながらも、言語数の遅れがみられない一群を指す概念でした。同様に、「高機能」自閉症は、知的障害を伴わない自閉症を指す概念でした。両者は現在、広く自閉スペクトラム症という用語に包摂され消える方向にありますが、その出自をたどっておくことは、私たちの議論にとって重要でしょう。

### 1●パンドラの匣

一九八一年に、英国のウィングは、アスペルガー症候群という概念を提唱しました。この概念は、それまで「健常」と考えられていた人々の中に、多くの点で自閉症と連続する人たちがいることを明らかにしました。すると、自分はアスペルガー症候群だと思い、自らアドバイスを求めてくる大人も現れるようになりました。診断が確定し、アスペルガー症候群であろうとなかろうと、その診断の意味するところについて話をすると、彼らはこれまでの人生でずっと自分が他人とは違うと思いつづけてきたことの理由を知り、深く安堵することになったのです（A・クライン他著、山崎晃資監訳『総説　アスペルガー症候群』明石書店、二〇〇八年、所収のウィング論文）。

同様の経験は、私も含めて精神科医の多くがもっています。だが、別の動向も現れました。ウィングは、次のように記しています。

本来著者が考えていた目的は、この症候群が自閉症スペクトラムの一部であり、他の自閉症障害と区別される明確な境界線はないと思われることを強調するということにあった。しかし、その後さまざまな研究者によって、アスペルガー症候群と自閉症は異なる障害であるという考え方が強くなっている。これは、著者の意図していたこととは正反対である。（前掲書）

このことを指してウィングは、「箱を開けてしまったパンドラのような気分」と表現したのでした。

ところで、同じく一九八一年に、米国のデマイヤーは、自閉症の特徴をもちながら知能の遅れがない場合を指して、「高機能」自閉症という言葉を用いはじめました。この言葉もまた、「低機能」自閉症との違いを強調する結果をもたらし、やはりパンドラの匣の役割を期せずして果たすことになったといえます。要するに、知的障害とは違うという一点において、アスペルガー症候群概念も「高機能」自閉症概念も、一般の人々に訴求することができたのでした。このことは、エジソンやアインシュタインも発達障害者だった(もっとも真偽のほどは不明のままですが)といった言説となって流布されました。

私たちはここで、同様の歴史を思い出すことになります。工業化と成功物語が歓迎された十九世紀末から二十世紀初頭にかけての米国では、「三重苦」のヘレン・ケラーや、聴覚障害者のエジソンが称えられていました。しかし、対極におかれた同時期の知的障害者は排除され、その「根絶」さえもが主張されていたのでした(J・W・トレントJr著、清水貞夫他訳『「精神薄弱」の誕生と変貌――アメリカにおける精神遅滞の歴史(上)(下)』学苑社、一九九七年)。つまり、ウィングやデマイヤーの意図とは別に、約一〇〇年前と同じく、知的障害者とのあいだに分断線を引くことによって、アスペルガー症候群や「高機能」自閉症などの概念が、社会へと侵入していったのです。

## 2●一九八一年の意味

一九八一年に登場した右の二つの概念が、二十世紀末から二十一世紀初頭にかけて受け入れられていった背景は何でしょうか。

当時の英国首相であったサッチャーは、一九八一年に「経済学というのは手段であって、目的は心と魂を変えることです」と語っています（P・クラーク著、西沢保他訳『イギリス現代史1900－2000』名古屋大学出版会、二〇〇四年）。心と魂を変えるとは、この場合「寛容社会」を罵りの対象とすることを意味していました。また、同じ時期に米国大統領であったレーガンは、小さな政府論による福祉行政の路線転換を行い、その結果、社会的弱者に対する中上層市民の同情と社会的連帯感が薄れ、荒々しい個人主義が幅をきかすようになりました（砂田一郎他著『新版アメリカ政治』有斐閣アルマ、二〇一〇年）。言い換えるなら、大西洋をはさむ二つの国の新自由主義が国民に要求したものは、個人と家族による自助にほかならなかったのです。おりしも、二つの国は重化学工業から離陸し、新しいサービス・情報産業の時代へと突入しつつありました。

こうして、それまでであれば診断を求める必要さえなかった人々（あるいは子どもの親たち）のあいだに、不安が広がることになりました。もし自分（あるいはわが子）の対人関係能力やコミュニケーション能力にわずかでも難点があるなら、それはサービス産業に従事できないことを意味するからです。そうであるなら、何らかの方法を利用して、対人関係やコミュニケーションの力をただちに高める必要がある。それが不可能なら、対人関係やコミュニケーションが不要な（と信じられている）情報産業に適応できる能力を、高度化させるほかはない。

しかも、それらを小さな政府は保障してくれないのだから、自分(ないし親)が努力するしかない。そういう不安が広がったのです。

このような不安を抱えてしまった人々の何割かにとって、アスペルガー症候群や「高機能自閉症は、きわめて受け入れやすい概念でした。社会で上手くいかない(上手くいきそうにない)のは、自らの努力が足りないせいではなく障害のせいだ。しかも知的障害ではないから、情報産業でならかえって活躍できるかもしれない、というわけです。もっとも、概念を受け入れた後に、障害の「克服」を求められて苦しむ人たちや、予想に反して情報産業へ参入できなかった人たちが続出したことも事実でした。

付記するなら、グランディンによる自伝『我、自閉症に生まれて』が出版されたのも、この時代(一九八六年)でした。自閉スペクトラム症を有する人が著した、おそらく世界で最初の本格的な自伝であるこの本は、残念ながら後に「高機能者はシリコンバレーで働ける」という言説への道を、舗装する役割を果たしてしまいました。シリコンバレーで働けることと、そこで働く人々が幸せかどうかは全く別物であるにもかかわらず、です。

### 3●日本の「軽度発達障害」

一方、日本への新自由主義の輸入は、いわゆるバブル経済の崩壊直後から開始されました。

それまでの一億総中流社会は消滅の一途をたどり、かわって自助・品格・節約の精神が称揚される、息苦しい政治と経済社会編成が登場したのです。とりわけ自助は「自立」へと名を変え、障害を有する人たちにも影響を与えました。

この過程で少なからず用いられていた言葉の一つに、「軽度発達障害」がありました。「軽度」とは知能が平均の範囲という意味であり、「高機能」という用語と同様の意図を内包していました。後に文部科学省（以下、文科省）でさえ使用の自制を求めた（二〇〇七年に特別支援教育課は「その意味する範囲が必ずしも明確ではないこと等の理由から、今後当課においては原則として使用しない」と明記している）この言葉は、やはり高度化するサービス・情報産業社会の中で不安を抱える人々のうち、不安の源泉を対人関係とコミュニケーション能力の不足に求める人たち（ないしその親）にとって、受け入れやすい用語だったのです。ただし、受け入れた後に障害の「克服」を求められて苦しむ人たちや、社会へ参入できないまま障害のラベルのみが残された人たちがいたことも、英米における動向と違いはありませんでした。

公式には「軽度発達障害」という用語は消えたものの、文科省の調査協力者会議による「通常の学級に在籍する発達障害の可能性のある特別な教育的支援を必要とする児童生徒に関する調査結果について」は、小中学生の六・五％（二〇一二年）が何らかの発達障害を有していると結論づけました。この調査は、医師による診断ではないと断りつつも、用いた方法は医学的診断ツールに依拠していました。その結果は、六・五％のうち知的発達に遅れはない自閉スペクトラム症が一・一％と、読みとれるようになっています。

残念なことに、このような形で調査が行われるようになった背景の一つは、一九九〇年代後半から二十一世紀初頭にかけて注目された学級崩壊と一部の少年事件の原因を、自閉スペクトラム症や注意欠如多動症に求める、誤った風潮でした。このような風潮は、第二次産業時代の学校システムが崩壊し、いたずらにコミュニケーションを強いる第三次産業時代が到来したことによる矛盾を、子どもの個人責任へ還元して覆い隠す役割を担うものだったといえます。

## 知的障害に埋もれていた自閉スペクトラム症の「再発見」

知的障害とは、単に知能が低いことによって定義される障害ではなく、社会生活上の支援の必要性が、定義自体に含まれる概念です。一九九〇年代以降の米国では、新自由主義の席捲にもかかわらず、他方で人権意識が高まり、それは知的障害者が入所施設ではなく地域社会で生きていく権利を支持しました。とりわけ一九九九年のオルムステッド判決は、重度の知的障害者に対しても質の高いサービスによる地域生活が保障されるべきであることを示しました。このような動向は、知的障害を有する個々の人間が複雑化する社会で生きる上で、どのような特徴とニーズをもっているかを把握することを、不可避に要請するものでした。

## 1●ユタ研究の再検証

一九八二年から一九八六年にかけて集積された米国ユタ州の症例のうち、米国精神医学会によるＤＳＭ‐Ⅲ（「精神障害の診断と統計の手引き」第三版）という診断基準によっては自閉症と診断されなかったものについて、再検証を試みた二〇一三年の研究があります（Miller ら：J Autism Dev Disord 43: 200-210）。同研究によると、記録が利用可能であった非自閉症の一〇八例のうち、改訂版診断基準であるＤＳＭ‐Ⅳ‐ＴＲによって自閉性障害と確診されたものは六四例、疑診されたものは三七例であったといいます。それらの症例は「高機能」ではなく、知的障害を伴っていました。言い換えるなら、一九八〇年代には知的障害と自閉症を分離して扱う傾向が強かったが、二十一世紀になると自閉症概念は拡張され、知的障害との併存がしばしば確認されるようになったということです。

「増加」の理由について、研究者たちは、診断基準自体の拡大によるものか、診断基準の解釈が影響しているのか、決定できないと考察しています。しかし、診断基準の拡大にせよ解釈の変更にせよ、知的障害に対するまなざしが変化したことの反映であるという点に違いはありません。つまり、知的障害の中に、自閉スペクトラム症が「再発見」されたのです。知的障害に併存する細かな特徴を把握できなければ、複雑化する社会で暮らすための支援は構成できません。診断基準の拡大や解釈の変更は、一面ではこのようなまなざしを背景にして生起していたのです。

## 2●日本における「行動障害」概念

一方、一九八〇年代から一九九〇年代にかけての日本においては、いまだ知的障害児・者の施設内処遇が少なからず続いていました。その中には、自傷・他害・多動・破壊・こだわり行動などを示す一群の人たちがいました。彼らは「強度行動障害」と名づけられ、行政による取り組みが試みられました。しかし、施設内処遇を前提とする限りは、診断名よりも、いかに行動自体をコントロールして処遇に適応させることができるかだけが、喫緊の課題でした。そのため、自閉症の診断は「増加」の必要がなかったのです。

その後、「強度行動障害」には、知的障害を伴う自閉スペクトラム症に基づく諸行動が多く含まれるという調査研究が、「増加」しはじめました。このことは、知的障害者の処遇の場が施設内から施設外へ移行する流れと、相即的でした。なぜなら、地域での暮らしの比重が高まれば、それを支えるために、多様な特徴を考慮することが不可欠となるからです。知的障害という一面からのみでは、特徴に沿った工夫や配慮を創り出せません。こうして、過去の「強度行動障害」概念と判定法を残しつつも、新たな内容を追加するうえで、自閉スペクトラム症の概念を拡張する必要性が生じ、結果として診断が「増加」したのでした。

そうであっても、「増加」した診断が、ただちに彼らの暮らしに幸せをもたらしたわけではありません。医学的まなざしが、ひたすら逸脱行動の管理に向けられれば、彼らは社会に見かけ上の適応を示したときにのみ賞賛され、社会から追いつめられた結果としての行動化は非難の対象となります。そして、彼らのほんとうの気持ちは覆い隠されたままという事態が、常に待ち構えているのです。これこそが、「増加」の裏面にほかなりません。

## 文化多様性

今日、アスペルガー症候群も「高機能」自閉症も知的障害を伴う自閉症も、広く自閉スペクトラム症の名のもとに包摂される方向にあります。さらに、自閉スペクトラム症を、障害としてではなく文化多様性として位置づける動きも登場しました。この考え方に基づくならば、定型発達を「健常」ととらえ非定型発達を障害ととらえることには根拠がなく、ただ多数派か少数派かの違いがあるだけということになります。たとえば、「『額面価値』で他者を評価できる」対人関係、「暗黙の了解事項のない」コミュニケーション、「全体よりも細部をとても好む」認知スキル（「　」内はアットウッドという人の言葉の門《かど》眞一郎氏による和訳）や、優れた視覚処理能力といった特徴は、文化を形成する要素にほかなりません。そうすると、すべての支援は、多数派と少数派のあいだの文化交流へと、収斂することになるでしょう。

ただし、このような優れた発想の中にも、知的障害との分断線が忍び込む場合があります。「高機能」者に限った狭義の多様性発達を文化としてとらえ、「低機能」自閉症とは区別するという主張が存在するのです。（このときに持ち出されるのは、またしてもグランディンの成功物語です。）しかし、そうした区別を排さない限り、知的産業に参入できない「低機能」者にとって、たとえ障害としてその「克服」を求められることがなくなったとしても、ただ放置が待っているだけの結果に陥るでしょう。

## まとめ

自閉スペクトラム症の「増加」は、二つの領域において進行しました。その第一は、新自由主義の登場と並行して、対人関係やコミュニケーション上の難点をもつ人たちを、アスペルガー症候群や「高機能」自閉症として抽出していく動きでした。また第二は、知的障害者が施設内から地域へ出て暮らす過程で、自閉症が「再発見」されていく過程でした。これらは今日、自閉スペクトラム症概念のもとに包括されつつあり、さらにそれらを文化多様性としてとらえる流れも生まれています。

しかし、なにごとにも光の部分と影の部分があるように、第一の動きは、息苦しい新自由主義社会の一部で歓迎されながらも、他方で障害の「克服」と新たな情報産業への参入へ急きたてられるという苦しさを産んでいます。また、第二の過程は、知的障害と自閉スペクトラム症をともに有する人たちが施設外で暮らすことに寄与しながらも、他方で地域での表面上の適応のみが求められるという結果を産んだのです。

これらの矛盾を止揚する道は、自閉スペクトラム症をはじめとする多様性発達を、比喩的にいうなら若者文化や南米文化と同じ位相の、文化としてとらえる流れを強化するほかにありません。ただし、そこでも知的障害とのあいだの分断線を消さない限りは、若者文化を体制内に取り込んだり、南米文化を欧米文化に吸収するのと同様の、文化的貧しさを免れないでしょう。

3

［インタビュー］

# 愛着障害の子どもを支えていくために

近年、自分の感情や行動をうまく抑えることができない愛着障害の子どもたちに、社会的な関心が集まっています。こうした子どもたちにいかに寄り添い、どのようにして愛着を形成していけばよいのでしょうか。

## 愛着障害とは何か

愛着障害とは、乳幼児期の子どもが、保護者との間に安定した「愛着」（情緒的な結びつき）を形成できないことによって起こる、さまざまな障害の総称です。主に保護者によるネグレクト（育児放棄）などの虐待が積み重なることが、原因であると考えられています。他方で、愛着障害の発生と、男女差や兄弟の有無は関係せず、また、母子家庭・父子家庭であるかどうかとも、関係はないと言われています。

一般的に、愛着障害を持った子どもたちは、成長するに従い、衝動的で破壊的な行動を取るようになります。また、見知らぬ人に過度にベタベタしたり、反対に特定の人とうまく関係を結んだりすることができないなど、対人関係や日常生活にも支障をきたすようになります。

具体的には、大人にすぐに見抜かれる嘘をついたり、故意に近い形で物を壊したりします。そうすることで周囲の目を引き、自分のことを受け止め、理解してくれる大人に出会いたいと願っているのです。

しかし、愛着障害の子どもが、自分のことを受け止めてくれる存在に出会わずに思春期を迎えてしまった場合には、今度は「依存症」という形で問題が現れるようになります。

たとえば、お酒や薬物などの物質への依存や、暴走行為や買い物への依存などに代表されるように、プロセス（過程）に溺れていくようになります。他人を信じたくとも信じることができないために、こうしたことに依存を深めていかざるを得ないのです。

心理学の世界では、愛着形成は、しばしば「船」と「港」の関係にたとえられます。安全な港（保護者）があってこそ船（子ども）は安心して停泊でき、再び外の海（学校や社会）へと出航していくことができます。ところが、港がうまく機能していない場合には、船は常に危険を感じ、安心して港に停泊できなくなり、次第に心身共に疲弊し、いろいろな問題行動を起こすようになるのです。よって、愛着障害を考える上では、子どものサポートとともに、保護者をいかに支えていくかが重要になります。端的に言えば、保護者を社会的に孤立させない取り組みが大切なのです。

## ゆとりある子育てのために

私が日ごろから愛着障害の問題に向き合っているなかで感じることがあります。それは、児童虐待をしてしまうお父さん、お母さんたちは、決してわが子を憎んでいるわけではないということです。むしろ、わが子を溺愛し、教育熱心なことのほうが多いのです。ところが、さまざまな要因が積み重なって、良い親子関係を築きたくても築くことができなくなってしまいます。

たとえば、現代は急速に近隣相互のつながりが薄れ、気軽に子育ての悩みを相談できる環境が少なくなりつつあります。その一方で、高度情報化社会の到来で、たくさんの情報が飛び交うために、他の家庭と比較して不安を覚え、苦しむようになる。

そして、御伽話や道徳の教科書に出てくるかのような「たくましい父親」「やさしい母親」を無理に演じ、「理想的な両親のもとですくすくと成長する子ども」を頑張って育てようとしているのです。と同時に、わが子が平均から落ちこぼれることを過度に恐れてしまいます。その結果、お父さん、お母さんからは心のゆとりが失われ、子どもは両親の姿に息苦しさを感じるようになり、子どもたちから個性の輝きが消えていってしまうのです。

歴史をひもといてみても、〝これぞ、理想の家庭〟というものはあまり存在しません。むしろ、お父さんが少しだらしなかったり、お母さんが感情的だったりする場合のほうが多い。そして面白いことに、〝理想とは違った家庭〟で育つ子どもほど、伸び伸びと育っていく例が多いのです。それは、子どもたちがありのままの両親の姿に安堵し、〝等身大の自分で育っていけばよいのだ〟と理解することができるためです。

愛着障害をはじめとする社会の諸問題を克服していくためにも、ぜひ政治や行政には、保護者たちを孤立させない居場所づくりに取り組んでほしいと思います。また、ゆとりある子育てができるよう、子育てに関する正しい情報を発信するとともに、さらなる保育施設の充実や人員増加に力を注いでほしいと思います。

## 子どもに寄り添う励ましの声を

愛着障害を持った子どもたちの立ち直りを進めていく上で一番望ましいのは、実の親子が一緒に暮らしながら、より良い関係を築くことですが、事情によっては親子が共に暮らせない場合もあります。たとえば、親の虐待が理由で、子どもが児童養護施設で暮らしている場合などです。こうした場合に、果たして第三者が愛着障害を持った子どもを支えていけるのかといったことが問題となります。

幸いなことに、最近の研究では、仮に親子関係がなかったとしても周囲の温かくねばり強いかかわりによって、愛着障害を持った子どもの立ち直りを支えられることがわかってきました。

世の中の親子関係は、「良い親子関係」と「悪い親子関係」に大きく二分されます。愛着障害の子どもを支えようとする第三者は、良い親子関係を超えることはできませんが、それでも悪い親子関係に勝ることはできる。つまり、血縁関係がなくとも、子どもの愛着を回復させることが可能なのです。

愛着障害からの立ち直りには、「応答性」が大切です。愛着障害の子どもたちは、次第に安心してくると、ふとしたはずみに自分の気持ちや意見を少しずつ語りだすことがあります。もじもじと気恥ずかしそうにする彼らの気持ちをしっかりと受け止め、きちんと反応してあげる。そうしたかかわりのなかで子どもたちは安心感を取り戻し、愛着を形成していくことができるようになるのです。

また、「共同行動」も大切です。たとえば、愛着障害の子が、嘘をついたり物を壊した時に、一方的に叱りつけて彼らの心を閉じさせるのではなく、「壊したおもちゃを一緒に直そうか」と語りかけてみる。そして実際に壊したものを子どもと共に直してみる。親子で行動を共にするなかで、彼らのなかに周囲を信頼する気持ちが芽生えていくのです。

こうしたかかわりを続けていくなかで、子どもたちの興味や関心を引き出し、それぞれの分野で人間的なつながりを広げていけるように温かく励ましていくことができれば、たとえ時間がかかったとしても、彼らの立ち直りを支えていくことは可能なのです。

愛着障害を持った子どもが幸せに暮らしていけるよう、社会全体で彼らを支えていきたいと願っています。

# 資料篇

●資料1

## 発達障害者支援法

(平成十六年法律第百六十七号)

施行日： 平成二十八年八月一日
平成二十八年六月三日公布 (平成二十八年法律第六十四号) 改正
平成十六年法律第百六十七号

### 第一章　総則

(目的)

**第一条**　この法律は、発達障害者の心理機能の適正な発達及び円滑な社会生活の促進のために発達障害の症状の発現後できるだけ早期に発達支援を行うとともに、切れ目なく発達障害者の支援を行うことが特に重要であることに鑑み、障害者基本法 (昭和四十五年法律第八十四号) の基本的な理念にのっとり、発達障害者が基本的人権を享有する個人としての尊厳にふさわしい日常生活又は社会生活を営むことができるよう、発達障害を早期に発見し、発達支援を行うことに関する国及び地方公共団体の責務を明らかにするとともに、学校教育における発達障害者への支援、発達障害者の就労の支援、発達障害者支援センターの指定等について定めることにより、発達障害者の自立及び社会参加のためのその生活全般にわたる支援を図り、もって全ての国民が、障害の有無によって分け隔てられることなく、相互に人格と個性を尊重し合いながら共生する社会の実現に資することを目的とする。

(定義)

**第二条**　この法律において「発達障害」とは、自閉症、アスペルガー症候群その他の広汎性発達障害、学習障害、注意欠陥多動性障害その他これに類する脳機能の障害であってその症状が通常低年齢において発現するものとして政令で定めるものをいう。

2　この法律において「発達障害者」とは、発達障害がある者であって発達障害及び社会的障壁により日常生活又は社会生活に制限を受けるものをいい、「発達障害児」とは、発達障害者のうち十八歳未満のものをいう。

3　この法律において「社会的障壁」とは、発達障害がある者にとって日常生活又は社会生活を営む上で障壁となるような社会における事物、制度、慣行、観念その他一切のものをいう。

4　この法律において「発達支援」とは、発達障害者に対し、その心理機能の適正な発達を支援し、及び円滑な社会生活を促進するため行う個々の発達障害者の特性に対応した医療的、福祉的及び教育的援助をいう。

（基本理念）

第二条の二　発達障害者の支援は、全ての発達障害者が社会参加の機会が確保されること及びどこで誰と生活するかについての選択の機会が確保され、地域社会において他の人々と共生することを妨げられないことを旨として、行われなければならない。
2　発達障害者の支援は、社会的障壁の除去に資することを旨として、行われなければならない。
3　発達障害者の支援は、個々の発達障害者の性別、年齢、障害の状態及び生活の実態に応じて、かつ、医療、保健、福祉、教育、労働等に関する業務を行う関係機関及び民間団体相互の緊密な連携の下に、その意思決定の支援に配慮しつつ、切れ目なく行われなければならない。
（国及び地方公共団体の責務）
第三条　国及び地方公共団体は、発達障害者の心理機能の適正な発達及び円滑な社会生活の促進のために発達障害の症状の発現後できるだけ早期に発達支援を行うことが特に重要であることに鑑み、前条の基本理念（次項及び次条において「基本理念」という。）にのっとり、発達障害の早期発見のため必要な措置を講じるものとする。
2　国及び地方公共団体は、基本理念にのっとり、発達障害児に対し、発達障害の症状の発現後できるだけ早期に、その者の状況に応じて適切に、就学前の発達支援、学校における発達支援その他の発達支援が行われるとともに、発達障害者に対する就労、地域における生活等に関する支援及び発達障害者の家族その他の関係者に対する支援が行われるよう、必要な措置を講じるものとする。
3　国及び地方公共団体は、発達障害者及びその家族その他の関係者からの各種の相談に対し、個々の発達障害者の特性に配慮しつつ総合的に応ずることができるようにするため、医療、保健、福祉、教育、労働等に関する業務を行う関係機関及び民間団体相互の有機的連携の下に必要な相談体制の整備を行うものとする。
4　発達障害者の支援等の施策が講じられるに当たっては、発達障害者及び発達障害児の保護者（親権を行う者、未成年後見人その他の者で、児童を現に監護するものをいう。以下同じ。）の意思ができる限り尊重されなければならないものとする。
5　国及び地方公共団体は、発達障害者の支援等の施策を講じるに当たっては、医療、保健、福祉、教育、労働等に関する業務を担当する部局の相互の緊密な連携を確保するとともに、発達障害者が被害を受けること等を防止するため、これらの部局と消費生活、警察等に関する業務を担当する部局その他の関係機関との必要な協力体制の整備を行うものとする。

(国民の責務)

**第四条**　国民は、個々の発達障害の特性その他発達障害に関する理解を深めるとともに、基本理念にのっとり、発達障害者の自立及び社会参加に協力するように努めなければならない。

## 第二章　児童の発達障害の早期発見及び発達障害者の支援のための施策

(児童の発達障害の早期発見等)

**第五条**　市町村は、母子保健法(昭和四十年法律第百四十一号)第十二条及び第十三条に規定する健康診査を行うに当たり、発達障害の早期発見に十分留意しなければならない。

2　市町村の教育委員会は、学校保健安全法(昭和三十三年法律第五十六号)第十一条に規定する健康診断を行うに当たり、発達障害の早期発見に十分留意しなければならない。

3　市町村は、児童に発達障害の疑いがある場合には、適切に支援を行うため、当該児童の保護者に対し、継続的な相談、情報の提供及び助言を行うよう努めるとともに、必要に応じ、当該児童が早期に医学的又は心理学的判定を受けることができるよう、当該児童の保護者に対し、第十四条第一項の発達障害者支援センター、第十九条の規定により都道府県が確保した医療機関その他の機関(次条第一項において「センター等」という。)を紹介し、又は助言を行うものとする。

4　市町村は、前三項の措置を講じるに当たっては、当該措置の対象となる児童及び保護者の意思を尊重するとともに、必要な配慮をしなければならない。

5　都道府県は、市町村の求めに応じ、児童の発達障害の早期発見に関する技術的事項についての指導、助言その他の市町村に対する必要な技術的援助を行うものとする。

(早期の発達支援)

**第六条**　市町村は、発達障害児が早期の発達支援を受けることができるよう、発達障害児の保護者に対し、その相談に応じ、センター等を紹介し、又は助言を行い、その他適切な措置を講じるものとする。

2　前条第四項の規定は、前項の措置を講じる場合について準用する。

3　都道府県は、発達障害児の早期の発達支援のために必要な体制の整備を行うとともに、発達障害児に対して行われる発達支援の専門性を確保するため必要な措置を講じるものとする。

（保育）

第七条　市町村は、児童福祉法（昭和二十二年法律第百六十四号）第二十四条第一項の規定により保育所における保育を行う場合又は同条第二項の規定による必要な保育を確保するための措置を講じる場合は、発達障害児の健全な発達が他の児童と共に生活することを通じて図られるよう適切な配慮をするものとする。

（教育）

第八条　国及び地方公共団体は、発達障害児（十八歳以上の発達障害者であって高等学校、中等教育学校及び特別支援学校並びに専修学校の高等課程に在学する者を含む。以下この項において同じ。）が、その年齢及び能力に応じ、かつ、その特性を踏まえた十分な教育を受けられるようにするため、可能な限り発達障害児が発達障害児でない児童と共に教育を受けられるよう配慮しつつ、適切な教育的支援を行うこと、個別の教育支援計画の作成（教育に関する業務を行う関係機関と医療、保健、福祉、労働等に関する業務を行う関係機関及び民間団体との連携の下に行う個別の長期的な支援に関する計画の作成をいう。）及び個別の指導に関する計画の作成の推進、いじめの防止等のための対策の推進その他の支援体制の整備を行うことその他必要な措置を講じるものとする。

2　大学及び高等専門学校は、個々の発達障害者の特性に応じ、適切な教育上の配慮をするものとする。

（放課後児童健全育成事業の利用）

第九条　市町村は、放課後児童健全育成事業について、発達障害児の利用の機会の確保を図るため、適切な配慮をするものとする。

（情報の共有の促進）

第九条の二　国及び地方公共団体は、個人情報の保護に十分配慮しつつ、福祉及び教育に関する業務を行う関係機関及び民間団体が医療、保健、労働等に関する業務を行う関係機関及び民間団体と連携を図りつつ行う発達障害者の支援に資する情報の共有を促進するため必要な措置を講じるものとする。

（就労の支援）

第十条　国及び都道府県は、発達障害者が就労することができるようにするため、発達障害者の就労を支援するため必要な体制の整備に努めるとともに、公共職業安定所、地域障害者職業センター（障害者の雇用の促進等に関する法律（昭和三十五年法律第百二十三号）第十九条第一項第三号の地域障害者職業センターをいう。）、障害者就業・生活支援センター（同法第二十七条第一項の規定による指定を受けた者をいう。）、社会福祉協議会、教育委員会その他の関係機関及び民間団体相互の連携を確保しつつ、個々の発達障害者の特性に応じた適切な就労の機会の確保、就労の定着のための支援その他の必要な支援に努めなければならない。
2 都道府県及び市町村は、必要に応じ、発達障害者が就労のための準備を適切に行えるようにするための支援が学校において行われるよう必要な措置を講じるものとする。
3 事業主は、発達障害者の雇用に関し、その有する能力を正当に評価し、適切な雇用の機会を確保するとともに、個々の発達障害者の特性に応じた適正な雇用管理を行うことによりその雇用の安定を図るよう努めなければならない。
(地域での生活支援)
**第十一条** 市町村は、発達障害者が、その希望に応じて、地域において自立した生活を営むことができるようにするため、発達障害者に対し、その性別、年齢、障害の状態及び生活の実態に応じて、社会生活への適応のために必要な訓練を受ける機会の確保、共同生活を営むべき住居その他の地域において生活を営むべき住居の確保その他必要な支援に努めなければならない。
(権利利益の擁護)
**第十二条** 国及び地方公共団体は、発達障害者が、その発達障害のために差別され、並びにいじめ及び虐待を受けること、消費生活における被害を受けること等権利利益を害されることがないようにするため、その差別の解消、いじめの防止等及び虐待の防止等のための対策を推進すること、成年後見制度が適切に行われ又は広く利用されるようにすることその他の発達障害者の権利利益の擁護のために必要な支援を行うものとする。
(司法手続における配慮)
**第十二条の二** 国及び地方公共団体は、発達障害者が、刑事事件若しくは少年の保護事件に関する手続その他これに準ずる手続の対象となった場合又は裁判所における民事事件、家事事件若しくは行政事件に関する手続の当事者その他の関係人となった場合において、発達障害者がその権利を円滑に行使できるようにするため、個々の発達障害者の特性に応じた意思疎通の手段の確保のための配慮その他の適切な配慮をするものとする。
(発達障害者の家族等への支援)
**第十三条** 都道府県及び市町村は、発達障害者の家族その他の関係者が適切な対応をすることができるようにすること等のため、児童相談所等関係機関と連携を図りつつ、発達障害者の家族その他の関係者に対し、相談、情報の提供及び助言、発達障害者の家族が互いに支え合うための活動の支援その他の支援を適切に行うよう努めなければならない。

## 第三章　発達障害者支援センター等

（発達障害者支援センター等）

**第十四条**　都道府県知事は、次に掲げる業務を、社会福祉法人その他の政令で定める法人であって当該業務を適正かつ確実に行うことができると認めて指定した者（以下「発達障害者支援センター」という。）に行わせ、又は自ら行うことができる。

一　発達障害の早期発見、早期の発達支援等に資するよう、発達障害者及びその家族その他の関係者に対し、専門的に、その相談に応じ、又は情報の提供若しくは助言を行うこと。

二　発達障害者に対し、専門的な発達支援及び就労の支援を行うこと。

三　医療、保健、福祉、教育、労働等に関する業務を行う関係機関及び民間団体並びにこれに従事する者に対し発達障害についての情報の提供及び研修を行うこと。

四　発達障害に関して、医療、保健、福祉、教育、労働等に関する業務を行う関係機関及び民間団体との連絡調整を行うこと。

五　前各号に掲げる業務に附帯する業務

2　前項の規定による指定は、当該指定を受けようとする者の申請により行う。

3　都道府県は、第一項に規定する業務を発達障害者支援センターに行わせ、又は自ら行うに当たっては、地域の実情を踏まえつつ、発達障害者及びその家族その他の関係者が可能な限りその身近な場所において必要な支援を受けられるよう適切な配慮をするものとする。

（秘密保持義務）

**第十五条**　発達障害者支援センターの役員若しくは職員又はこれらの職にあった者は、職務上知ることのできた個人の秘密を漏らしてはならない。

（報告の徴収等）

**第十六条**　都道府県知事は、発達障害者支援センターの第十四条第一項に規定する業務の適正な運営を確保するため必要があると認めるときは、当該発達障害者支援センターに対し、その業務の状況に関し必要な報告を求め、又はその職員に、当該発達障害者支援センターの事業所若しくは事務所に立ち入り、その業務の状況に関し必要な調査若しくは質問をさせることができる。

2　前項の規定により立入調査又は質問をする職員は、その身分を示す証明書を携帯し、関係者の請求があるときは、これを提示しなければならない。

3　第一項の規定による立入調査及び質問の権限は、犯罪捜査のために認められたものと解釈してはならない。

（改善命令）
第十七条　都道府県知事は、発達障害者支援センターの第十四条第一項に規定する業務の適正な運営を確保するため必要があると認めるときは、当該発達障害者支援センターに対し、その改善のために必要な措置をとるべきことを命ずることができる。
（指定の取消し）
第十八条　都道府県知事は、発達障害者支援センターが第十六条第一項の規定による報告をせず、若しくは虚偽の報告をし、若しくは同項の規定による立入調査を拒み、妨げ、若しくは忌避し、若しくは質問に対して答弁をせず、若しくは虚偽の答弁をした場合において、その業務の状況の把握に著しい支障が生じたとき、又は発達障害者支援センターが前条の規定による命令に違反したときは、その指定を取り消すことができる。
（専門的な医療機関の確保等）
第十九条　都道府県は、専門的に発達障害の診断及び発達支援を行うことができると認める病院又は診療所を確保しなければならない。
2　国及び地方公共団体は、前項の医療機関の相互協力を推進するとともに、同項の医療機関に対し、発達障害者の発達支援等に関する情報の提供その他必要な援助を行うものとする。
（発達障害者支援地域協議会）
第十九条の二　都道府県は、発達障害者の支援の体制の整備を図るため、発達障害者及びその家族、学識経験者その他の関係者並びに医療、保健、福祉、教育、労働等に関する業務を行う関係機関及び民間団体並びにこれに従事する者（次項において「関係者等」という。）により構成される発達障害者支援地域協議会を置くことができる。
2　前項の発達障害者支援地域協議会は、関係者等が相互の連絡を図ることにより、地域における発達障害者の支援体制に関する課題について情報を共有し、関係者等の連携の緊密化を図るとともに、地域の実情に応じた体制の整備について協議を行うものとする。

## 第四章　補則

（民間団体への支援）
第二十条　国及び地方公共団体は、発達障害者を支援するために行う民間団体の活動の活性化を図るよう配慮するものとする。
（国民に対する普及及び啓発）
第二十一条　国及び地方公共団体は、個々の発達障害の特性その他発達障害に関する国民の理解を深めるため、学校、地域、家庭、職域その他の様々な場を通じて、必要な広報その他の啓発活動を行うものとする。

（医療又は保健の業務に従事する者に対する知識の普及及び啓発）

第二十二条　国及び地方公共団体は、医療又は保健の業務に従事する者に対し、発達障害の発見のため必要な知識の普及及び啓発に努めなければならない。

（専門的知識を有する人材の確保等）

第二十三条　国及び地方公共団体は、個々の発達障害者の特性に応じた支援を適切に行うことができるよう発達障害に関する専門的知識を有する人材の確保、養成及び資質の向上を図るため、医療、保健、福祉、教育、労働等並びに捜査及び裁判に関する業務に従事する者に対し、個々の発達障害の特性その他発達障害に関する理解を深め、及び専門性を高めるため研修を実施することその他の必要な措置を講じるものとする。

（調査研究）

第二十四条　国は、性別、年齢その他の事情を考慮しつつ、発達障害者の実態の把握に努めるとともに、個々の発達障害の原因の究明及び診断、発達支援の方法等に関する必要な調査研究を行うものとする。

（大都市等の特例）

第二十五条　この法律中都道府県が処理することとされている事務で政令で定めるものは、地方自治法（昭和二十二年法律第六十七号）第二百五十二条の十九第一項の指定都市（以下「指定都市」という。）においては、政令で定めるところにより、指定都市が処理するものとする。この場合においては、この法律中都道府県に関する規定は、指定都市に関する規定として指定都市に適用があるものとする。

## 附　則

（施行期日）
1　この法律は、平成十七年四月一日から施行する。
（見直し）
2　政府は、この法律の施行後三年を経過した場合において、この法律の施行の状況について検討を加え、その結果に基づいて必要な見直しを行うものとする。

## 附　則　（平成一八年六月二一日法律第八〇号）　抄

（施行期日）
第一条　この法律は、平成十九年四月一日から施行する。

### 附　則　(平成二〇年六月一八日法律第七三号)　抄

(施行期日)

第一条　この法律は、平成二十一年四月一日から施行する。

### 附　則　(平成二〇年一二月二六日法律第九六号)　抄

(施行期日)

第一条　この法律は、平成二十一年四月一日から施行する。ただし、次の各号に掲げる規定は、当該各号に定める日から施行する。

一　略

二　第三条の規定(次号に掲げる改正規定を除く。)及び附則第八条の規定　平成二十四年四月一日

### 附　則　(平成二四年八月二二日法律第六七号)　抄

この法律は、子ども・子育て支援法の施行の日から施行する。ただし、次の各号に掲げる規定は、当該各号に定める日から施行する。

一　第二十五条及び第七十三条の規定　公布の日

### 附　則　(平成二八年六月三日法律第六四号)

(施行期日)

1　この法律は、公布の日から起算して三月を超えない範囲内において政令で定める日から施行する。

(検討)

2　政府は、疾病等の分類に関する国際的動向等を勘案し、知的発達の遅滞の疑いがあり、日常生活を営むのにその一部につき援助が必要で、かつ、社会生活への適応の困難の程度が軽い者等の実態について調査を行い、その結果を踏まえ、これらの者の支援の在り方について、児童、若者、高齢者等の福祉に関する施策、就労の支援に関する施策その他の関連する施策の活用を含めて検討を加え、必要があると認めるときは、その結果に基づいて所要の措置を講ずるものとする。

●資料2

19 文科初第 125 号
平成 19 年 4 月 1 日

各都道府県教育委員会教育長
各指定都市教育委員会教育長
各　都　道　府　県　知　事
附属学校を置く各国立大学法人学長
殿

文部科学省初等中等教育局長
銭　谷　眞　美
（印影印刷）

# 特別支援教育の推進について（通知）

文部科学省では、障害のある全ての幼児児童生徒の教育の一層の充実を図るため、学校における特別支援教育を推進しています。

本通知は、本日付けをもって、特別支援教育が法的に位置付けられた改正学校教育法が施行されるに当たり、幼稚園、小学校、中学校、高等学校、中等教育学校及び特別支援学校（以下「各学校」という。）において行う特別支援教育について、下記により基本的な考え方、留意事項等をまとめて示すものです。

都道府県・指定都市教育委員会にあっては、所管の学校及び域内の市区町村教育委員会に対して、都道府県知事にあっては、所轄の学校及び学校法人に対して、国立大学法人にあっては、附属学校に対して、この通知の内容について周知を図るとともに、各学校において特別支援教育の一層の推進がなされるようご指導願います。

なお、本通知については、連携先の諸部局・機関への周知にもご配慮願います。

記

## 1. 特別支援教育の理念

特別支援教育は、障害のある幼児児童生徒の自立や社会参加に向けた主体的な取組を支援するという視点に立ち、幼児児童生徒一人一人の教育的ニーズを把握し、その持てる力を高め、生活や学習上の困難を改善又は克服するため、適切な指導及び必要な支援を行うものである。

また、特別支援教育は、これまでの特殊教育の対象の障害だけでなく、知的な遅れのない発達障害も含めて、特別な支援を必要とする幼児児童生徒が在籍する全ての学校において実施されるものである。

さらに、特別支援教育は、障害のある幼児児童生徒への教育にとどまらず、障害の有無やその他の個々の違いを認識しつつ様々な人々が生き生きと活躍できる共生社会の形成の基礎となるものであり、我が国の現在及び将来の社会にとって重要な意味を持っている。

## 2. 校長の責務

校長(園長を含む。以下同じ。)は、特別支援教育実施の責任者として、自らが特別支援教育や障害に関する認識を深めるとともに、リーダーシップを発揮しつつ、次に述べる体制の整備等を行い、組織として十分に機能するよう教職員を指導することが重要である。

また、校長は、特別支援教育に関する学校経営が特別な支援を必要とする幼児児童生徒の将来に大きな影響を及ぼすことを深く自覚し、常に認識を新たにして取り組んでいくことが重要である。

## 3. 特別支援教育を行うための体制の整備及び必要な取組

特別支援教育を実施するため、各学校において次の体制の整備及び取組を行う必要がある。

### (1) 特別支援教育に関する校内委員会の設置

各学校においては、校長のリーダーシップの下、全校的な支援体制を確立し、発達障害を含む障害のある幼児児童生徒の実態把握や支援方策の検討等を行うため、校内に特別支援教育に関する委員会を設置すること。

委員会は、校長、教頭、特別支援教育コーディネーター、教務主任、生徒指導主事、通級指導教室担当教員、特別支援学級教員、養護教諭、対象の幼児児童生徒の学級担任、学年主任、その他必要と思われる者などで構成すること。

なお、特別支援学校においては、他の学校の支援も含めた組織的な対応が可能な体制づくりを進めること。

### (2) 実態把握

各学校においては、在籍する幼児児童生徒の実態の把握に努め、特別な支援を必要とする幼児児童生徒の存在や状態を確かめること。

さらに、特別な支援が必要と考えられる幼児児童生徒については、特別支援教育コーディネーター等と検討を行った上で、保護者の理解を得ることができるよう慎重に説明を行い、学校や家庭で必要な支援や配慮について、保護者と連携して検討を進めること。その際、実態によっては、医療的な対応が有効な場合もあるので、保護者と十分に話し合うこと。

特に幼稚園、小学校においては、発達障害等の障害は早期発見・早期支援が重要であることに留意し、実態把握や必要な支援を着実に行うこと。

### (3) 特別支援教育コーディネーターの指名

各学校の校長は、特別支援教育のコーディネーター的な役割を担う教員を「特別支援教育コーディネーター」に指名し、校務分掌に明確に位置付けること。

特別支援教育コーディネーターは、各学校における特別支援教育の推進のため、主に、校内委員会・校内研修の企画・運営、関係諸機関・学校との連絡・調整、保護者からの相談窓口などの役割を担うこと。

また、校長は、特別支援教育コーディネーターが、学校において組織的に機能するよう努めること。

### (4) 関係機関との連携を図った「個別の教育支援計画」の策定と活用

特別支援学校においては、長期的な視点に立ち、乳幼児期から学校卒業後まで一貫した教育的支援を行うため、医療、福祉、労働等の様々な側面からの取組を含めた「個別の教育支援計画」を活用した効果的な支援を進めること。

また、小・中学校等においても、必要に応じて、「個別の教育支援計画」を策定するなど、関係機関と連携を図った効果的な支援を進めること。

### (5) 「個別の指導計画」の作成

特別支援学校においては、幼児児童生徒の障害の重度・重複化、多様化等に対応した教育を一層進めるため、「個別の指導計画」を活用した一層の指導の充実を進めること。

また、小・中学校等においても、必要に応じて、「個別の指導計画」を作成するなど、一人一人に応じた教育を進めること。

### (6) 教員の専門性の向上

特別支援教育の推進のためには、教員の特別支援教育に関する専門性の向上が不可欠である。したがって、各学校は、校内での研修を実施したり、教員を校外での研修に参加させたりすることにより専門性の向上に努めること。

また、教員は、一定の研修を修了した後でも、より専門性の高い研修を受講したり、自ら最新の情報を収集したりするなどして、継続的に専門性の向上に努めること。

さらに、独立行政法人国立特別支援教育総合研究所が実施する各種指導者養成研修についても、活用されたいこと。

なお、教育委員会等が主催する研修等の実施に当たっては、国・私立学校関係者や保育所関係者も受講できるようにすることが望ましいこと。

## 4. 特別支援学校における取組

### (1) 特別支援教育のさらなる推進

特別支援学校制度は、障害のある幼児児童生徒一人一人の教育的ニーズに応じた教育を実施するためのものであり、その趣旨からも、特別支援学校は、これまでの盲学校・聾学校・養護学校における特別支援教育の取組をさらに推進しつつ、様々な障害種に対応することができる体制づくりや、学校間の連携などを一層進めていくことが重要であること。

### (2) 地域における特別支援教育のセンター的機能

特別支援学校においては、これまで蓄積してきた専門的な知識や技能を生かし、地域における特別支援教育のセンターとしての機能の充実を図ること。

特に、幼稚園、小学校、中学校、高等学校及び中等教育学校の要請に応じて、発達障害を含む障害のある幼児児童生徒のための個別の指導計画の作成や個別の教育支援計画の策定などへの援助を含め、その支援に努めること。

また、これらの機関のみならず、保育所をはじめとする保育施設などの他の機関等に対しても、同様に助言又は援助に努めることとされたいこと。

特別支援学校において指名された特別支援教育コーディネーターは、関係機関や保護者、地域の幼稚園、小学校、中学校、高等学校、中等教育学校及び他の特別支援学校並びに保育所等との連絡調整を行うこと。

**(3) 特別支援学校教員の専門性の向上**

上記のように、特別支援学校は、在籍している幼児児童生徒のみならず、小・中学校等の通常学級に在籍している発達障害を含む障害のある児童生徒等の相談などを受ける可能性も広がると考えられるため、地域における特別支援教育の中核として、様々な障害種についてのより専門的な助言などが期待されていることに留意し、特別支援学校教員の専門性のさらなる向上を図ること。

そのためにも、特別支援学校は、特別支援学校教員の特別支援学校教諭免許状保有状況の改善、研修の充実に努めること。

さらに、特別支援学校教員は、幼児児童生徒の障害の重複化等に鑑み、複数の特別支援教育領域にわたって免許状を取得することが望ましいこと。

## 5. 教育委員会等における支援

各学校の設置者である教育委員会、国立大学法人及び学校法人等においては、障害のある幼児児童生徒の状況や学校の実態等を踏まえ、特別支援教育を推進するための基本的な計画を定めるなどして、各学校における支援体制や学校施設設備の整備充実等に努めること。

また、学校関係者、保護者、市民等に対し、特別支援教育に関する正しい理解が広まるよう努めること。

特に、教育委員会においては、各学校の支援体制の整備を促進するため、指導主事等の専門性の向上に努めるとともに、教育、医療、保健、福祉、労働等の関係部局、大学、保護者、NPO 等の関係者からなる連携協議会を設置するなど、地域の協力体制の構築を推進すること。

また、教育委員会においては、障害の有無の判断や望ましい教育的対応について専門的な意見等を各学校に提示する、教育委員会の職員、教員、心理学の専門家、医師等から構成される「専門家チーム」の設置や、各学校を巡回して教員等に指導内容や方法に関する指導や助言を行う巡回相談の実施（障害のある幼児児童生徒について個別の指導計画及び個別の教育支援計画に関する助言を含む。）についても、可能な限り行うこと。なお、このことについては、保育所や国・私立幼稚園の求めに応じてこれらが利用できるよう配慮すること。

さらに、特別支援学校の設置者においては、特別支援学校教員の特別支援学校教諭免許状保有状況の改善に努めること。

## 6. 保護者からの相談への対応や早期からの連携

各学校及び全ての教員は、保護者からの障害に関する相談などに真摯に対応し、その意見や事情を十分に聴いた上で、当該幼児児童生徒への対応を行うこと。

その際、プライバシーに配慮しつつ、必要に応じて校長や特別支援教育コーディネーター等と連携し、組織的な対応を行うこと。

また、本日施行される「学校教育法等の一部を改正する法律の施行に伴う関係政令の整備等に関する政令（平成19年政令第55号）」において、障害のある児童の就学先の決定に際して保護者の意見聴取を義務付けたこと（学校教育法施行令第18条の2）に鑑み、小学校及び特別支援学校において障害のある児童が入学する際には、早期に保護者と連携し、日常生活の状況や留意事項等を聴取し、当該児童の教育的ニーズの把握に努め、適切に対応すること。

## 7. 教育活動等を行う際の留意事項等

### (1) 障害種別と指導上の留意事項

障害のある幼児児童生徒への支援に当たっては、障害種別の判断も重要であるが、当該幼児児童生徒が示す困難に、より重点を置いた対応を心がけること。

また、医師等による障害の診断がなされている場合でも、教師はその障害の特徴や対応を固定的にとらえることのないよう注意するとともに、その幼児児童生徒のニーズに合わせた指導や支援を検討すること。

### (2) 学習上・生活上の配慮及び試験などの評価上の配慮

各学校は、障害のある幼児児童生徒が、円滑に学習や学校生活を行うことができるよう、必要な配慮を行うこと。

また、入学試験やその他試験などの評価を実施する際にも、別室実施、出題方法の工夫、時間の延長、人的な補助など可能な限り配慮を行うこと。

### (3) 生徒指導上の留意事項

障害のある幼児児童生徒は、その障害の特性による学習上・生活上の困難を有しているため、周囲の理解と支援が重要であり、生徒指導上も十分な配慮が必要であること。

特に、いじめや不登校などの生徒指導上の諸問題に対しては、表面に現れた現象のみにとらわれず、その背景に障害が関係している可能性があるか否かなど、幼児児童生徒をめぐる状況に十分留意しつつ慎重に対応する必要があること。

そのため、生徒指導担当にあっては、障害についての知識を深めるとともに、特別支援教育コーディネーターをはじめ、養護教諭、スクールカウンセラー等と連携し、当該幼児児童生徒への支援に係る適切な判断や必要な支援を行うことができる体制を平素整えておくことが重要であること。

### (4) 交流及び共同学習、障害者理解等

障害のある幼児児童生徒と障害のない幼児児童生徒との交流及び共同学習は、障害のある幼児児童生徒の社会性や豊かな人間性を育む上で重要な役割を担っており、また、障害のない幼児児童生徒が、障害のある幼児児童生徒とその教育に対する正しい理解と認識を深めるための機会である。

このため、各学校においては、双方の幼児児童生徒の教育的ニーズに対応した内容・方法を十分検討し、早期から組織的、計画的、継続的に実施することなど、一層の効果的な実施に向けた取組を推進されたいこと。

なお、障害のある同級生などの理解についての指導を行う際は、幼児児童生徒の発達段階や、障害のある幼児児童生徒のプライバシー等に十分配慮する必要があること。

### (5) 進路指導の充実と就労の支援

障害のある生徒が、将来の進路を主体的に選択することができるよう、生徒の実態や進路希望等を的確に把握し、早い段階からの進路指導の充実を図ること。

また、企業等への就職は、職業的な自立を図る上で有効であることから、労働関係機関等との連携を密にした就労支援を進められたいこと。

### (6) 支援員等の活用

障害のある幼児児童生徒の学習上・生活上の支援を行うため、教育委員会の事業等により特別支援教育に関する支援員等の活用が広がっている。

この支援員等の活用に当たっては、校内における活用の方針について十分検討し共通理解のもとに進めるとともに、支援員等が必要な知識なしに幼児児童生徒の支援に当たることのないよう、事前の研修等に配慮すること。

### (7) 学校間の連絡

障害のある幼児児童生徒の入学時や卒業時に学校間で連絡会を持つなどして、継続的な支援が実施できるようにすることが望ましいこと。

## 8. 厚生労働省関係機関等との連携

各学校及び各教育委員会等は、必要に応じ、発達障害者支援センター、児童相談所、保健センター、ハローワーク等、福祉、医療、保健、労働関係機関との連携を図ること。

# あとがき

これまで、私は、啓発を目的とした本の執筆を避けてきました。精神科医が、日本の民衆よりも賢いわけがないからです。いまも、その気持ちにかわりはありません。だから、「やさしい」と銘打っていても、『やさしい発達障害論』は、啓発書ではありません。

一方で、私は、「やさしい」叙述が何よりも重要だと、常に考えてきました。もちろん、それも啓発のためにではないのです。ほんとうに自分でよくわかっている内容なら、必ず平易に記せるはずだと、思っているからです。

ただし、はたして過去にそれが実行できていたのかと問われると、返答に窮します。自分では、そうとう平易に書いたつもりなのに、それでも難しいといわれたことが、少なくないからです。その限界を突破してみたい。そう思って、本書は書き進められました。

発達障害への注目は、加速度的に進んでいます。しかし、それがほんとうに障害を有する人たちにとって役立っているかというと、必ずしもそうとはいえません。「はしがき」にも記したように、「発達強迫」あるいは「コミュニケーション強迫」ともいうべき状況が、出現しているからです。

本書を最後までお読みいただけた方にとっては、すでに自明でしょうが、発達障害を有する人たちへの支援というものがあるとするなら、何をさておいても、理解を前提とした上で、彼らが生きやすい環境を整えることに尽きます。「人を変えることはできない」のですから、直接の発達支援といっても、それは彼らが生きやすくなるための手段に過ぎません。そのような手段の一部を形成するために、直接支援が行なわれるのだという自覚がなければ、苦しみをもたらすだけの結果に終わるでしょう。

ご家族への支援も同じです。「発達強迫」あるいは「コミュニケーション強迫」に基づいて母親を急き立てるなら、母親自身を苦しめるか、母親を経由して子どもを苦しめるかの、いずれかをもたらしてしまうでしょう。啓発が無効であるにとどまらず、有害ですらありうる理由は、ここにもあります。

社会への視座も重要です。発達障害の代表は知的障害であること。ところが、知的障害と他の発達障害との間に、分断線が引かれようとしていること。また、分断線は、発達障害を有する人と、そうでない人との間にも、引かれ始めていること。私は、本書でそれらを指摘しました。そして、分断線を消し去るために必要な、ささやかな理解の一端をも記してきたつもりです。

そのことを通じて、私たちすべてが豊かになる道を探さねばなりません。それが文化だからです。

この本の第一部は、書下ろしです。正確には、診療の合間を縫ってつくったメモを、文章化したものです。とはいえ、これまで私が雑誌等に発表した文章と、一部で重複している箇所もあります。そのため、以下に関連して執筆した論稿を挙げておくことにしたいと思います。

○「病理」（岐阜大学教育学部特別支援教育研究会編『特別支援教育を学ぶ［第2版］』所収）ナカニシヤ出版・二〇〇八年
○「知的障害者論の新段階」（知的障害者人権センター基金発足集会における講演）二〇〇一年
○『自閉症論の原点』雲母書房・二〇〇七年
○「『人格障害』問題と新しい責任能力論」（『樹が陣営』二八号）二〇〇四年
○「落ち着かない子どもたち？」（河合洋・山登敬之編『子どもの精神障害』所収）日本評論社・二〇〇二年
○「会話構音障害（発音不全）」（『別冊日本臨床』領域別症候群シリーズNo.三九精神医学症候群Ⅱ）二〇〇三年
○「選択性緘黙」（山崎晃資・牛島定信・栗田広・青木省三編『現代児童青年精神医学』所収）永井書店・二〇〇二年
○「なぜ、多くの子が『AD／HD』といわれるの？」（『ちいさい・おおきい・よわい・つよい』

No.五三）二〇〇六年

○「『軽度発達障害』概念がはらむ問題点」（『社会臨床雑誌』第一三巻第二号）二〇〇五年

第二部は、福岡県小・中学校養護教員研究会における講演を、採録・加筆したものです。本書への収載を快諾してくださった、同研究会の金光千春さんをはじめ、関係者の皆さんに、感謝申し上げます。

第三部は、雑誌『児童心理』からの依頼で、執筆した原稿に修整を加えたものです。転載を許可していただいた同誌編集部にも、御礼を申し上げる次第です。

ここまでは、初版に最小限の修正を加えた論稿ですが、第四部は、増補新版をつくるにあたって、新たに収載したものです。いずれも雑誌に執筆したものを、許可を得て転載しました。転載を快諾いただいた各誌編集部に深謝いたします。

なお、初出一覧は左記の通りです。

第一部　書き下ろし

第二部　福岡県小・中学校養護教員研究会『芽ばえ』第二七号（原題「特別支援教育の現状と養護教諭」）二〇〇六年

第三部　『児童心理』第五九巻九号（原題「少年事件と発達障害に関する三つの誤解」）二〇〇五年六月臨時増刊

第四部　1……『精神医療』七九号（エッセイ「自閉症論の原点・再論」）二〇一五年七月
2……『季刊福祉労働』第一四〇号（「発達障害の『増加』をどう考えるか」）二〇一三年九月二五日
3……『灯台』No.六五七（インタビュー「愛着障害の子どもを支えていくために」）二〇一五年六月

なお、資料篇のうち、発達障害者支援法については、改正後のものに差しかえました。

最後に、批評社の皆さんには、企画から構成までのすべてにわたり、お世話になりました。ありがとうございました。

二〇一八年秋

高岡　健

## 著者略歴


**高岡 健**［たかおか・けん］

1953年生まれ。精神科医。岐阜大学医学部卒。岐阜赤十字病院精神科部長などを経て、現在、岐阜県立希望が丘こども医療福祉センター。日本児童青年精神医学会理事。雑誌「精神医療」（編集＝「精神医療」編集委員会、発行批評社）編集委員をつとめる。


著書に、『別れの精神医学』『新しいうつ病論』『人格障害論の虚像』『殺し殺されることの彼方』（芹沢俊介氏との共著）『自閉症論の原点』（以上、雲母書房）、『発達障害は少年事件を引き起こさない』『精神鑑定とは何か』（以上、明石書店）、『引きこもりを恐れず』『時代病』（吉本隆明氏との共著）（以上、ウエイツ）、『16歳からの〈こころ〉学』『不登校・ひきこもりを生きる』（以上、青灯社）、『やさしいうつ病論』『MHL17　心の病いはこうしてつくられる』（石川憲彦氏との共著）『続・やさしい発達障害論』（以上、批評社）。

編著書に、『孤立を恐れるな!――もう一つの「一七歳」論』『MHL9 学校の崩壊』『MHL11 人格障害のカルテ〈理論編〉』『MHL14 自閉症スペクトラム』『MHL12 メディアと精神科医』『MHL23 うつ病論』（以上、批評社）、『こころ「真」論』（宮台真司氏との編著）（ウエイツ）ほか。


*Psycho Critique*――サイコ・クリティーク3

# やさしい発達障害論

2007年12月25日　初版第1刷発行
2018年11月10日　増補新版第1刷発行

**著者**――高岡 健

**制作**――字打屋［西沢章司］

**デザイン**――臼井新太郎

**発行所**――図書出版（有）批評社
〒113-0033 東京都文京区本郷1-28-36 鳳明ビル
TEL.03-3813-6344　FAX.03-3813-8990
e-mail book@hihyosya.co.jp
http://www.hihyosya.co.jp
郵便振替：00180-2-84363

**印刷所**
**製本所**――モリモト印刷（株）





ISBN978-4-8265-0689-2 C0047